Cirugía y gastroenterología. Enseñanza y visión del enfermo

Cirugía y gastroenterología. Enseñanza y visión del enfermo

Dr. César Gutiérrez Samperio

Originario de Pachuca Hgo, México. Médico Cirujano, estudió en el Instituto Científico Literario Autónomo de Hidalgo, hoy Universidad Autónoma de Hidalgo. Egresado de la Facultad de Medicina de la UNAM. Maestro en Ciencias Médicas, INN, UNAM. Doctor en Ciencias de la Educación, Universidad de Alcalá, España. Doctor en Bioética, UNESCO, Madrid, España. Exprofesor de pre y posgrado en la Facultad de Medicina de la UNAM. Profesor de Bioética, Facultad de Medicina, Universidad Autónoma de Querétaro. Exjefe de Cirugía, Hospital de Especialidades, Centro Médico Nacional "La Raza", IMSS. Miembro de la Academia Nacional de Medicina, Academia Mexicana de Cirugía. Asociación Mexicana de Gastroenterología, Asociación Mexicana de Cirugía General. *Fellow American College of Surgeons. Fellow International College of Surgeons* y Sociedad Mexicana de Historia y Filosofía de la Medicina.

Editor responsable:
Dr. Martín Martínez Moreno
Editorial El Manual Moderno

Manual Moderno®

Editorial El Manual Moderno, S.A. de C.V.
Av. Sonora 206 - 201 Col. Hipódromo, C.P. 06100 México, D.F.

Editorial El Manual Moderno, (Colombia), Ltda
Carrera 12-A No. 79-03/05 Bogotá, DC

Nos interesa su opinión, comuníquese con nosotros:

Editorial El Manual Moderno, S.A. de C.V.,
Av. Sonora núm. 206,
Col. Hipódromo,
Deleg. Cuauhtémoc,
06100 México, D.F.

FAX (52-55)52-65-11-62

(52-55)52-65-11-00

@ info@manualmoderno.com

IMPORTANTE

Los autores y la Editorial de esta obra han tenido el cuidado de comprobar que las dosis y esquemas terapéuticos sean correctos y compatibles con los estándares de aceptación general en la fecha de la publicación. Sin embargo, es difícil estar por completo seguro que toda la información proporcionada es totalmente adecuada en todas las circunstancias. Se aconseja al lector consultar cuidadosamente el material de instrucciones e información incluido en el inserto del empaque de cada agente o fármaco terapéutico antes de administrarlo. Es importante, en especial, cuando se utilizan medicamentos nuevos o de uso poco frecuente. La Editorial no se responsabiliza por cualquier alteración, pérdida o daño que pudiera ocurrir como consecuencia, directa o indirecta, por el uso y aplicación de cualquier parte del contenido de la presente obra.

Cirugía y gastroenterología. Enseñanza y visión del enfermo

D.R. © 2007 por
Editorial El Manual Moderno, S.A. de C.V.
ISBN 970-729-270-9

Miembro de la Cámara Nacional de la Industria Editorial Mexicana, Reg. núm. 39.

Gutiérrez Samperio, César.
Cirugía y gastroenterología : enseñanza y visión del enfermo / César Gutiérrez Samperio. -- México : Editorial El Manual Moderno, 2007.
x, 186 p. ; 21 cm.
ISBN 970-729-270-9

1. Gastroenterología. 2. Sistema gastrointestinal - Enfermedades. I. t.

616.33 GUTI.c. Biblioteca Nacional de México

Para mayor información en:
- Catálogo de producto
- Novedades
- Distribuciones y más

www.manualmoderno.com

Director editorial:
Dr. Alfredo R. Boyd Filós
Editora asociada:
Lic. Karina Rendón López
Diseño de portada:
DG. Jorge Alberto Muñoz Manzo

CONTENIDO

PREFACIO

La escritura médica puede seguir los más diversos e intrincados caminos, tomar el sendero de la ciencia y la técnica y, entonces, emplear un lenguaje en el que la exactitud y la concisión sean el medio a través del cual se transmita el mensaje ; o bien, la vereda de lo filosofal y la ética, en el que se empleará un vocabulario de mayor amplitud y complejidad, con el cual los conceptos e ideas que el escritor desee trasmitir por su subjetividad superlativa, deban ser asimilados y comprendidos, para lograr que el lector los incorpore a su *corpus* cultural e intelectual. Pero también el escritor puede optar por un lenguaje, hablado y escrito, sencillo o simple, claro y directo, comprensible para lectores que no graviten en ambientes científicos, técnicos o filosóficos, sino en el de la vida cotidiana, la del día a día y que le otorgue así, la oportunidad de aprender y de reconocer vivencias que quizá, por demasiado comunes ya haya olvidado.

En su más reciente obra, "Cirugía y gastroenterología. Enseñanza y visión del enfermo" César Gutiérrez Samperio escribe en la introducción:"he querido usar un lenguaje sencillo, en el que escuchamos la voz de todos los actores en el complicado proceso de salud-enfermedad, para abordar los aspectos humanísticos de la medicina, la relación médico-paciente, el pensamiento y sentimiento del enfermo".

A lo largo de las páginas del texto y de la recopilación de las vivencias, experiencias y el estudio clínico de más de 50 pacientes, Gutiérrez Samperio conduce magistralmente al lector a través de ese mundo maravilloso de la comunicación entre los pacientes y sus doctores, entre estos y el medio que los rodea y el ambiente especial en que se desenvuelven.

Utilizando el método clínico, a lo largo de los siete capítulos en que está dividida la obra, se conduce al lector por el laberinto de la patología digestiva y la cirugía, de los más recónditos de un establecimiento moderno de atención a la salud, un hospital estatal de alta tecnología, dónde el autor se desempeñó a lo largo de su carrera profesional.

Con el análisis y la reflexión de las enfermedades que aquejaron a sus pacientes, nos muestra de qué manera los tutores enseñan a sus alumnos el arte y la ciencia de la medicina y cirugía, cumpliendo así uno de los preceptos hipocráticos. Además, cómo los alumnos deben aprender no sólo los fundamentos biológicos de su profesión, sino también a desarrollar al mismo tiempo, el lado humanístico y ético de su relación con los enfermos.

En el último capítulo, el de trauma abdominal, describe de forma magistral, lo que todo médico que opte por la cirugía debería aprender y vivir en algún momento de su preparación quirúrgica. Lo que ahí escribe el autor, como muchos otros médicos de su generación, lo experimentó él mismo y contribuyó a transformar los establecimientos que de forma peyorativa eran denominados "hospitales de sangre" por unidades hospitalarias donde el trauma y el enfermo traumatizado son estudiados y tratados con los conceptos modernos que la medicina y la cirugía han desarrollado.

En este libro Gutiérrez Samperio satisface un empeño de toda su vida: enseñar, a través de la lectura, a los jóvenes médicos, no sólo el fenómeno médico, sino también cómo fortalecer la relación entre éste y su paciente; además, dejar un legado a los que vendrán después de nosotros, lleno de sabiduría y aderezado con una buena dosis de humor y de amor.

Dr. Guillermo León López

INTRODUCCIÓN

El propósito al escribir este libro es plasmar en sus páginas los aspectos sobresalientes de la cirugía y patología del aparato digestivo, rama de la medicina en la que me preparé y en la que he trabajado durante muchos años. No pretendo analizar en forma exhaustiva los aspectos clínicos, de diagnóstico o tratamiento, ni el gran número de avances científicos y tecnológicos que ocurren en este campo, lo que está lejos del objetivo y el alcance de esta obra, para lo que se deben consultar los libros y revistas especializadas, así como la extensa información electrónica a la que se tiene acceso en la actualidad.

Con la finalidad de dar cierto orden a lo expuesto, revisamos la patología del aparato digestivo de la boca al ano, la del hígado, páncreas y el trauma abdominal, sin descartar los padecimientos de otros aparatos y sistemas, que también pueden sufrir estos pacientes o repercuten en su enfermedad. Describimos actividades asistenciales y de enseñanza que se realizan en forma simultánea, situaciones y diálogos que tienen lugar en diferentes escenarios: hospitalización, consulta externa, sala de espera, quirófano, unidad de cuidados intensivos, sala de juntas o los pasillos del hospital.

Para abordar el aspecto humanístico de la medicina (la relación médico-paciente, el pensamiento y sentimientos del enfermo) he querido usar un lenguaje sencillo, en el que escuchamos la voz de todos los actores en el complicado proceso de salud–enfermedad, de los médicos, enfermeras, técnicos, personal administrativo y directivo, médicos internos residentes en preparación, estudiantes y, lo más importante, la voz del enfermo, de acuerdo con el medio cultural y socioeconómico donde se desenvuelve, sus conocimientos formales o empíricos del mal que le aqueja, la manera como interpreta sus síntomas y signos, así como los procedimientos diagnósticos y terapéuticos a los que es sometido. Algunas veces se incluye vocabulario habitual del paciente y su familia, su visión de la medicina tradicional y el concepto mágico de la enfermedad y de la misma medicina.

El lenguaje en ocasiones es coloquial, pues la participación de personajes reales o ficticios, que posiblemente alguien tratará de identificar, surgen de las vivencias y experiencias ocurridas a lo largo de mi vida profesional, del recuerdo de enfermos a quienes me tocó en suerte atender, familiares con quienes hablé, integrantes del equipo de salud con quienes conviví y trabajé, médicos con quienes he tenido relación en diferentes ámbitos, estudiantes y residentes a quienes he pretendido enseñar. Lo expuesto, de ninguna manera tiene el propósito de juzgar o criticar, si alguna persona así lo pensó y se sintió ofendida, sinceramente me disculpo por ello.

La manera de presentar las descripciones, reflexiones y diálogos se aleja del formato de los libros científicos y técnicos, pues tiene por objeto hacer su lectura accesible y amena, no solamente para médicos y estudiantes, sino también para otras personas que sufren la enfermedad o están cerca de ella. No pretendemos exponer todos los conocimientos actualizados, resolver todos los problemas y dudas, pero si queremos motivar el interés de los lectores para que investiguen y profundicen en ellos.

Me atengo a la benevolencia de los médicos para que perdonen las omisiones e imprecisiones, a la de los escritores para que pasen por alto las deficiencias literarias, sin embargo, si de una manera u otra su lectura logra ayudar a una persona, la recompensa por el esfuerzo esta dada.

DR. CÉSAR GUTIÉRREZ SAMPERIO

CAPÍTULO I

BOCA Y ESÓFAGO

Recién había amanecido y ya en la acera contigua al hospital, a un un costado de la estación del metro, sobre el piso húmedo de la banqueta, se comenzaban a instalar puestos ambulantes de diferentes chucherías, alimentos: tacos, gorditas, tortas, pero sobre todo de tamales y atole. En la puerta del hospital desde antes de las seis de la mañana formaban una larga fila medio centenar de personas, para alcanzar "ficha" y así tener derecho a la consulta con el especialista, con quien habían sido remitidos de la consulta general, del servicio de urgencias o de otra unidad.

En forma paralela se formó una fila más pequeña con enfermos con "ficha rosa", quienes directamente pasaron a una estrecha sala de espera, donde, sentados en incómodas bancas, pacientemente esperaban ser llamados para que se les realizara un estudio endoscópico, o algún procedimiento de rehabilitación esofágica.

Este grupo, de lo más heterogéneo, estaba formado por:

Esperanza, mujer cuarentona, obesa, mal aseada, con el clásico delantal floreado en el que se podía ver el menú de varios días. En su hoja de envío figuraban los diagnósticos de obesidad, diabetes mellitus, halitosis y disfagia alta.

Amelia, mujer de 37 años, aunque aparentaba mayor edad, con importante perdida de peso, pálida, con piel fina, mirada anhelante y movimientos nerviosos. En la nota de envío se habían consignado los diagnósticos de desnutrición, esclerodermia, disfagia y anemia.

Espiridión, varón en la séptima década de la vida, campesino originario del estado de Michoacán, quien desde hace varios años trabajaba como albañil en la gran capital. En la hoja de envío se consignaban como justificación de éste: ataque al estado general, desnutrición, anemia, disfagia y probable cáncer esofágico.

En brazos de su madre estaba Manuel, un niño de cinco años de edad, con un hilo saliendo por la narina izquierda y un apósito sobre el abdomen. En la nota clínica se leían los antecedentes de ingesta accidental de cáusticos, disfagia, estenosis cicatrizal del esófago y envío para dilataciones y rehabilitación esofágica.

Al final de las bancas estaba Mario, empleado de una empresa distribuidora de carga, de 42 años de edad, brevilineo, rechoncho, con huellas de nicotina en los dedos, abdomen voluminoso, episodios intermitentes de tos. Como diagnósticos de envío: obesidad, hernia hiatal, disfagia, esofagitis péptica y probable úlcera esofágica.

La enfermera recogió las fichas, preguntó si habían seguido las indicaciones y si venían en ayunas, les indicó que debían esperar mientras preparaba todo lo necesario y que los llamaría por turno. Es de hacer notar que en las fichas de todos, hombres y mujeres, niños, jóvenes y viejos, gordos y flacos estaba la palabra "disfagia", que todos tenían dificultad para tragar, por lo que fueron remitidos a la Clínica de Esófago y al Departamento de Endoscopia.

Mientras esperaban se suscitaron varias pláticas, siempre relacionados con el tema de su enfermedad. Esperanza, la más parlanchina, preguntaba con insistencia a los otros enfermos acerca de sus males y el por qué los habían mandado a ese lugar; el molesto interrogatorio se vio interrumpido por la voz de la enfermera que la llamaba para que pasara al consultorio.

En el pequeño local, además del escritorio y sillas, había una mesa y un sillón de exploración, una vitrina con diferentes medicamentos, jeringas y sondas; colgados en ganchos había varios fibroscopios, completaban el equipo de trabajo un aspirador eléctrico y un tanque de oxígeno. Detrás del pequeño escritorio estaba el médico adscrito, un médico residente y un médico pasante; la enfermera en continuo movimiento los auxiliaba en todo lo que se ofreciera.

El médico adscrito tomó la ficha y el expediente en sus manos, después de leerlos minuciosamente, los pasó a los jóvenes médicos que lo acompañaban indicándoles que hicieran lo mismo, con voz amable preguntó a la enferma.

—¿Es usted doña Esperanza?

—Si señor, para servir a usted.

—¿Que le pasa?, ¿Porqué la mandaron con nosotros?

—Pues disque porque me apesta la boca y no puedo tragar.

—¿Ha perdido peso?

—No, que va, si hago el esfuerzo y como todo el día, aunque sean jugos, pan remojado y papillas que me raspan menos al tragar. Uno tiene que cuidarse, ¡Qué caramba!, o pico la comida que vendo, una probadita de aquí, otra de allá.

—De tal manera que vende alimentos. Bien, bien, siéntese en ese sillón, apoye su cabeza en el respaldo y abra la boca.

Coincidiendo con la apertura bucal de la enferma se acercaron el médico y sus colaboradores, pero de inmediato, ante el desagradable olor, se retiraron para ajustarse el cubrebocas. Con la ayuda de un espejo frontal, de una lámpara de chicote y un abatelenguas el médico exploró la boca de la paciente: la lengua, mucosa y encias estaban ostensiblemente enrojecidas, con una membrana blanquecina firmemente adherida, cuya movilización dio lugar a sangrado fácil; las pocas piezas dentarias que quedaban tenían caries y, al movilizarlas salía material purulento, sanguinolento y mal oliente alrededor de ellas.

—¿Desde cuando no se lava la boca?

—Como me la voy a lavar si me arde y me duele "rete harto", ¡qué no ve que hasta me hizo llorar!

—Tengo entendido que le indicaron una dieta especial y le prescribieron insulina. ¿Ha seguido las indicaciones?

—Pero doctor, si no como me voy a morir de hambre, ya le dije que aunque sea jugos, refresco y papillas no dejo de comer, si no como cómo voy a poder trabajar. Hora, "pus" la insulina no me la pusieron porque ya sabe usted que con eso se queda uno ciega.

—Mire señora, veo que no ha seguido las indicaciones, sus análisis informan que tiene más de 400 mg de glucosa en sangre, por lo tanto necesita que le apliquen insulina. Ha recibido muchos antibióticos, pero no le servirán de nada si no se baja el azúcar en la sangre y si no se asea la boca, es más, ha tomado y le han aplicado tantos antibióticos en forma inútil que ya tiene usted hongos. Es imposible que hagamos el estudio endoscópico que nos solicitan. Lo que usted necesita es disciplina, llevar la dieta que le indicaron, que le apliquen la insulina y que pase con el dentista para que le extraiga todas las piezas dentarias, que prácticamente están perdidas. ¿Me entendió?

—Sí, está bueno, pero mientras tanto, ¿qué puedo hacer?

—Hacer enjuagues con agua hervida y bicarbonato, tomar estas gotas que le estoy anotando para combatir los hongos, pero sobre todo, más aseo, aplicarse la insulina y pasar con el dentista.

Doña Esperanza entre molesta y ofendida salió sin despedirse y refunfuñando: ¡Vaya! ahora hasta regañada resulté, nomás por ser pobre.

Después de un intercambio de miradas, mezcla de sorpresa e incertidumbre, el joven pasante se atrevió a preguntar.

—Doctor, en realidad ¿Cual es el problema de la señora?

—Mire doctor, pienso que su principal problema es la falta de educación, que desde luego nada tiene que ver con que sea pobre, como ella dice, no entiende o no quiere entender su problema. Los médicos que la han visto con anterioridad, y nosotros mismos, no hemos podido convencerla para que siga las indicaciones, no comprendo cómo a una mujer tan desaseada y con una infección tan importante en la boca, se le ha permitido que venda comida. Es un foco de contaminación para sus pobres clientes. La envían para un estudio endoscópico, que nada resuelve, y que por otra parte no podemos realizar en este momento, dadas las condiciones de la boca. La disfagia es alta por el dolor que produce la estomatitis, gingivitis, glositis y seguramente esofagitis.

Reflexionando dijo con voz pausada — Dudo que nos haya entendido o que nos quiera entender, es más, dudo que siga o quiera seguir las indicaciones de los médicos, realmente no sé cuál vaya a ser la evolución de esta pobre enferma. En fin, veamos a la siguiente paciente.

En contraste con doña Esperanza, Amelia era una mujer delgada, pálida, callada, labios delgados plegados en forma concéntrica, su delgado y ralo cabello, escrupulosamente alisado, y su ropa, aunque sencilla, estaba limpia y bien planchada. Tomó asiento en la silla con las rodillas juntas y las manos cuidadosamente colocadas sobre ellas, con mirada anhelante, esperó a que la interrogaran.

—¿Su nombre es Amelia?

—Si doctor, así me llamo.

—¿Que edad tiene?

—Tengo 37 años doctor.

—¿Cuando comenzó a estar enferma?

—Verá doctor, ya tengo mucho tiempo, entre seis y siete años, más o menos.

—¿Cuales fueron sus primeras molestias?

—Comencé con dolor en las articulaciones, principalmente las de las manos, por temporadas se me hinchaban y casi no podía mover los dedos. Me dolían más cuando hacia frío y a veces se me ponían pálidas.

—¿Ha recibido algún tratamiento? ¿Me quiere decir que medicinas ha tomado?

—Muchas, me han recetado muchas medicinas: aspirina, pastillas para el reumatismo, aralen y cortisona, de las que me acuerdo ahorita. Me mejoraba por temporadas y luego volvían las molestias.

—¿Que hace usted? ¿A que se dedica?

—De recién casada seguí trabajando como secretaria, tomaba dictados y escribía mucho en máquina, pero después de que nació mi segundo hijo, hace como cinco años, se me comenzaron a "engarruñar" las manos y ya no pude escribir en la máquina, por lo que dejé el trabajo y sólo me dedico al hogar, aunque la verdad me cuesta trabajo el quehacer de la casa, por el dolor en las manos y la falta de fuerzas.

—¿Ha bajado mucho de peso?

—Sí, cómo no, he bajado más de 10 kilos en los últimos tres años, desde que comencé a tener dificultad para pasar los alimentos. Estoy comiendo muy poco.

—Así que le cuesta trabajo pasar los alimentos, ¿Qué otras molestias tiene?

—Pues verá doctor, tengo agruras, repito muy ácido y se me regresa la comida, principalmente en la noche, cuando ya estoy acostada para dormirme, es más, algunas veces me despiertan las agruras, tengo que enderezarme tosiendo y con la boca llena de un líquido ácido, que hasta me destempla los dientes.

—¿Desde cuando tiene las agruras?

—Casi desde que comencé con los dolores en las manos, pero últimamente son más frecuentes, coma lo que coma, hasta con tomar agua.

—En cuanto a la dificultad para pasar los alimentos ¿Ha aumentado o está igual?

—Ha aumentado, cada vez es peor, al principio sólo se me atoraban pedazos de pan seco, tortilla o carne, pero ahora ya me cuesta trabajo pasar purés, gelatina, atoles y hasta el agua.

—¿Para esta molestia le han dado algo?

—Sí, me indicaron que comiera purés, líquidos, que no comiera chile ni irritantes, me han recetado muchas pastillas para disminuir el ácido y también de esos líquidos blancos para la acidez, pero prácticamente no me han hecho nada.

Con voz pausada le indicó al médico residente.

—Por favor, doctor, pase a la enferma a la mesa de exploración, vamos a revisarla, usted me va diciendo lo que encuentre, lo que le llame la atención.

Atrás de un biombo Amelia se despojo de sus ropas y se puso una bata de manta abierta hacia atrás, con resignación se sentó en el borde de la mesa.

—Bueno, el pelo es fino y ralito, quiero decir escaso, la piel esta endurecida y fija, no se desliza sobre la grasa, esta pálida, como de marfil, es lisa y no hay vello, hay vasitos superficiales y tortuosos, es decir algunas telangiectasias. Las puntas de los dedos están un poco cianóticas, será por el frío.

—Es por el fenómeno de Raynaud doctor, ¿Cómo encuentra las articulaciones?

—Los dedos están muy adelgazados, flexionados, retraídos, no se pueden extender, principalmente el meñique, en las yemas de los dedos hay algunas cicatrices, las uñas tienen estrías y son quebradizas. Las articulaciones de los codos están semiflexionadas y tampoco pueden extenderse, en la piel de la cara posterior hay unas ulceritas y cicatrices.

—Estas alteraciones son por los factores tróficos y los cambios en la colágena, ya están involucrando los tendones flexores de las manos y de los codos ¿Qué más encuentra?

—La masa muscular esta muy disminuida y los músculos tienen cierta atonía.

—Eso explica la astenia.

—En tórax y abdomen no encuentro nada relevante. Se ve y palpa el latido de la aorta, posiblemente por el adelgazamiento.

—Bien, vamos a revisar los estudios de laboratorio: hay anemia, aumento de la sedimentación globular, discreto aumento de la glucemia, posiblemente por los corticoides que ha recibido, las proteínas y albúmina están disminuidas, de las pruebas especiales se detecta proteína C reactiva, aumento de las antiestreptolisinas, factor reumatoide, anticuerpos antinucleares y antimúsculo liso, no hay células LE. Tal parece que estamos frente a un padecimiento de la colágena.

—¿Usted qué piensa, doctor?

—No hay células LE, es poco probable que se trate de lupus eritematoso, pienso que se trata de una enferma con esclerodermia sistémica, en la que están afectadas la piel, las articulaciones y también se alteran las vísceras, principalmente el esófago.

—Muy bien, por favor doctor, ponga en el negatoscopio las radiografías que están en aquel sobre.

— ¿Qué ve usted en esas radiografías?

—Son unas placas anteroposteriores y oblicuas de las manos, se aprecia osteoporosis avanzada, hay rarefacción de la estructura trabecular, las articulaciones interfalángicas están alteradas, inclusive parece haber luxación de la última falange del quinto dedo de la mano derecha.

—En la serie esófago gastroduodenal, ¿Qué datos importantes existen?

—Me da la impresión que el esófago está un poco dilatado, sus pliegues están engrosados, sus bordes son irregulares, festoneados, tal vez por esofagitis, por el interrogatorio estaba pensando en reflujo gastroesofágico, pero no hay hernia hiatal, el cardias se encuentra por abajo del diafragma, el estómago, duodeno y primeras asas de intestino son prácticamente normales.

—Muy bien, doctor, efectivamente no hay hernia hiatal, precisamente por eso la envían con nosotros, para que se complete el diagnóstico ¿Qué dice el informe de la manometría?

—No hay ondas peristálticas primarias en el cuerpo del esófago, la presión del esfínter esofágico inferior está disminuida y no aumenta con la deglución.

—Eso explica el reflujo gastroesofágico en ausencia de hernia hiatal, por favor vea que la venoclisis esté permeable, administre lentamente el sedante que está en aquella jeringa, acomode la enferma en decúbito lateral y aplique la anestesia tópica en faringe, dígale a la enfermita que pase la saliva.

El médico residente aplicó el medicamento ansiolítico y el spray de pantocaína, explicándole a la enferma: esta solución es un poco amarga, pero por favor tráguela, poco a poco va a sentir la boca y la garganta dormidas. Indicaciones que la enferma siguió dócilmente.

La enfermera colocó el protector entre las arcadas dentarias, cubrió los ojos y el pelo con una compresa, indicándole a la enferma que ahora debía dejar escurrir la saliva libremente.

Acto seguido, el médico adscrito se puso unos guantes de látex, tomó un fibroscopio, lo lubricó y abatiendo la lengua con el dedo lo pasó lentamente a través de boca, faringe y esófago, estas últimas fases bajo visión directa.

—Miren doctores, como no contamos con endoscopio de enseñanza con vista lateral, se van alternando para asomarse cuando yo les indique. Uno de ustedes vaya anotando los datos más importantes del estudio, conforme los vaya describiendo.

—Bueno, hay bastante líquido en esófago, se observa abundante reflujo del contenido gástrico, la mucosa esofágica esta enrojecida, no hay ulceraciones, la línea de transición del epitelio esofágico esta a 39 cm de la arcada dentaria. Asómese doctor, vea la congestión de la mucosa, como sangra fácilmente al contacto con el endoscopio, pasó fácilmente al estómago, en el que no observamos ninguna lesión, el píloro es normal, tampoco en duodeno se observa ninguna lesión. Vamos a tomar una biopsia inmediatamente por arriba del cardias.

Terminado el estudio endoscópico, se aspiraron las secreciones, la enferma en una camilla se pasó al pasillo, para terminar de transfundir el suero y esperar a que pasara el efecto del medicamento sedante.

Al final de la mañana, nuevamente entró Amelia al consultorio, para saber el resultado del estudio y el tratamiento a seguir.

—¿Cómo me encuentra doctor?

—No muy bien doña Amelia, tiene un padecimiento crónico degenerativo, que le ha afectado la piel, las articulaciones, los músculos y también sus órganos internos, principalmente el esófago.

—¿Y, qué se puede hacer?

—Para las articulaciones, debe seguir tomando las medicinas que le han recetado, continuar con las medidas de rehabilitación, para que pueda mover mejor las manos y los codos, con menos dolor. En cuanto a las molestias digestivas están producidas por la misma enfermedad, no se mueve bien el esófago y está muy inflamado por el reflujo del contenido del estómago, por eso se presentan las agruras, las regurgitaciones y la esofagitis, que a su vez le produce la dificultad para tragar los alimentos. Ya ha tomado muchas medicinas sin obtener buenos resultados, así que no queda más que operar.

—¿Y con la operación voy a quedar bien? ¿Se me van a quitar todas las molestias?

—Bueno doña Amelia, no todas, para el dolor y las molestias en sus articulaciones tendrá que seguir tomando las medicinas que le han recetado, con la operación se trata de que ya no se regrese el contenido del estómago al esófago, para que se desinflame, se quiten las agruras y pueda tragar mejor.

—¿La operación es peligrosa? ¿Qué me van a hacer?

—La operación consiste en hacer un procedimiento que evite el reflujo, una funduplastia, se hace una válvula con el estómago alrededor del esófago, algo parecido a los antiguos tinteros de seguridad que se usaban en la primaria. La operación tiene riesgo, como todas las operaciones, razón de más que usted esta bastante desnutrida.

—¿Entonces?

—Tendríamos que internarla unos días antes de la operación para mejorar sus condiciones, administrarle nutrición parenteral por una vena gruesa y enteral a través de una sondita delgada que pasamos por la nariz hasta el intestino, con lo que los resultados serán mejores. En fin, platique con sus familiares y pida una cita para que se fije la fecha de la operación y le demos la orden de internamiento.

—Esta bien doctor — contesto con tristeza la enferma, salió lentamente del consultorio sin decir nada más y cerró con cuidado la puerta.

—Creo que la paciente no quiere operarse ¿Usted qué piensa doctor?

—Está en lo cierto, efectivamente tiene mucho tiempo enferma, sin experimentar ninguna mejoría con los diferentes tratamientos, por otra parte la cirugía solamente la mejorará de sus síntomas digestivos, no es cirugía curativa, por lo que tal vez no acepte la operación, lo más probable es que no regrese.

—De hecho la paciente tiene mucho tiempo enferma, la han visto muchos médicos en diferentes instituciones, es más, ya conoce su enfermedad, por eso los comentarios y las indicaciones no le causaron sorpresa. Pero, de cualquier manera, debemos tener mucho cuidado con todo lo que hablamos delante de los enfermos. Muchas veces no entienden lo que decimos, mal interpretan las palabras, por pena o timidez no se atreven a preguntar para aclarar sus dudas, esto, desde luego, les produce un estado de tensión y angustia

—Perdone doctor ¿puedo hacerle una pregunta?

—Claro, dígame.

—Si no hay peristaltismo y el esófago esta un poco dilatado ¿podría tratarse de una enferma con acalasia?

—No doctor, todo lo contrario, la paciente tiene "calasia", es decir disminución de la presión y apertura del esfínter esofágico inferior, lo que junto con un peristaltismo deficiente favorece el reflujo y la esofagitis. Los enfermos con acalasia tienen aumento de la presión y falta de relajación del esfínter esofágico inferior, lo que da lugar a disfagia, la saliva, secreciones y el alimento se retienen en esófago, por lo que se dilata paulatinamente. En la acalasia la esofagitis no es por reflujo sino por el estancamiento de alimentos y secreciones, estos enfermos mejoran después de la endoscopia, ya que el endoscopio actúa como dilatador.

—Entonces en los enfermos con acalasia ¿hay más alternativas de tratamiento?

—Desde luego doctor, con las dilataciones repetidas con sondas de mercurio o dilataciones neumáticas disminuye o desaparece la disfagia, de no ser así se indica la cirugía, se realiza cardiomiotomía, o sea el corte de las fibras circulares del cardias, con lo que el contenido esofágico pasa fácilmente a estómago. Ahora bien, para evitar el paso retrogrado del contenido gástrico a esófago, con la consiguiente esofagitis por reflujo, se agrega un procedimiento antirreflujo, generalmente con buenos resultados.

— ¿La cirugía para la acalasia tiene buen pronóstico?

—En términos generales sí, aunque tanto en la cirugía tradicional abierta, como en la cirugía endoscópica, existe el riesgo de abrir la mucosa del esófago, por lo que se debe tener mucho cuidado en no lesionarla, identificar oportunamente este accidente y reparar la mucosa, también puede haber perforaciones tardías. Recuerdo un paciente joven al que se le realizó cardiomiotomía y funduplastia posterior sin ningún problema técnico, es más, se hizo endoscopia transoperatoria durante la cual por transiluminación se comprobó la integridad de la mucosa del esófago, desgraciadamente 48 horas después presentó perforación tardía de la cara anterior de la mucosa esofágica que queda descubierta, posiblemente durante un esfuerzo de tos o vómito, estas son complicaciones imprevisibles que ocurren a pesar de que se tomen todas las precauciones, tienen alta morbilidad, pueden dar lugar a mediastinitis, sepsis y secuelas estenóticas tardias, el enfermo y sus familiares no comprendieron que estos eventos ocurren a pesar de que se haya actuado correctamente, siguiendo todos los cánones de la técnica quirúrgica.

—Bueno si no tienen otra pregunta, sigamos con el trabajo.

—Por favor señorita, pase al siguiente paciente.

Con pasos lentos e inseguros entró don Espiridión, de 67 años, aunque aparentaba mayor edad. El cuello de la camisa holgado, el saco y los pantalones parecían demasiado grandes, todo indicaba que había perdido mucho peso.

—Buenos días señor, por favor tome asiento en aquel sillón. Veo que ya tiene varios meses enfermo ¿por qué tardó tanto en acudir con el médico?

—No doctorcito, desde que comencé a estar enfermo me están atendiendo, primero en el dispensario, después en consulta de este hospital, me han mandado muchas medicinas, ya me sacaron exámenes de sangre y muchas radiografías.

—Bueno, veamos, primero lo vio el médico general del dispensario, quien después de algunas semanas lo envió a este hospital, el gastroenterólogo le indicó radiografías y solicitó una endoscopia, pero eso fue hace dos meses, ¿por qué viene hasta ahora?

—"Pus" porque hasta ahora me citaron, yo di varias vueltas y me decían que no había lugar, así "pus" vine hasta que me tocó.

—Está bien ¿desde cuándo está enfermo?

—Desde hace como siete meses.

—¿Cuáles han sido sus principales molestias?

— Al principio sólo se me atoraban alimentos secos o trozos grandes de pan, tostadas o carne, pero poco a poco fue aumentando la molestia, con el tiempo ya nomás podía tragar purés y ahorita ya me cuesta trabajo tragar hasta el agua.

—¿Tiene dolor?

—Sí doctor, cuando trato de comer me duele mucho aquí en el pecho, se me atoran los alimentos y tengo que hacer esfuerzo para devolverlos, a veces hasta arrojo hilos de sangre.

—Veo que ha bajado mucho de peso ¿cómo cuantos kilos ha perdido?

—Hay doctorcito, "pus" nomás véame, he enflacado "rete harto", ya toda la ropa me queda "guanga", los pantalones me los tengo que amarrar con un mecate para que no se me caigan, yo creo que fácil he bajado unos 20 kilos.

—Con el tratamiento que le indicaron en el dispensario ¿sintió alguna mejoría?

—No, que va, seguía igual, pero el doctor me decía que tuviera paciencia y que siguiera tomando las medicinas.

—¿Cuánto tiempo lo estuvieron atendiendo en el dispensario?

—Como tres meses, después me mandaron con el especialista a este hospital, luego me dieron cita para que unos muchachos me hicieran la historia, después me mandaron unos exámenes de laboratorio, tuve que dar varias vueltas para que me los hicieran y al último me mandaron unas radiografías, creo que son las que vienen en este sobre.

—Durante los dos meses que lo vieron en Gastroenterología ¿qué tratamiento recibió? ¿cómo se alimentaba?

Bueno, seguí tomando las medicinas, pastillas, ese líquido blanco y seguí comiendo mis papillas, pero tampoco sentí ningún alivio, cada vez estaba peor.

—Por favor don Espiridión, quítese la ropa y póngase esa bata, para que podamos explorarlo, cuando esté listo nos avisa. Dirigiéndose al médico pasante, le indicó que explorara al enfermo y refiriera los signos que le llamaran la atención.

Conforme examinaba al enfermo el médico pasante fue diciendo con voz insegura: "Se trata de un enfermo senil, con edad aparente mayor a la que refiere, la piel y mucosas están pálidas, la piel tiene un tono pajizo, terroso, existe disminución de la grasa y de la masa muscular, la lengua es lisa y esta cubierta por una capa blanquecina, hay halitosis. Me da la impresión que los ruidos respiratorios están disminuidos en el hemitórax derecho, el abdomen esta hundido, en batea, la piel es seca con signo del trapo mojado, por deshidratación, no palpo visceromegalia ni masas tumorales, hay signos de avitaminosis, existe hiperpigmentación y descamación de la piel de manos y pies, con edema en extremidades inferiores".

Tomando el expediente en sus manos el médico adscrito corroboró los datos de la exploración, examinó los análisis de laboratorio y comentó en voz baja los datos más significativos: "Hay anemia, la Hb es de 9.2 g las proteínas están por abajo de lo normal, con 4.7 g de proteínas totales y 2.1 g de albúmina, la glucosa y el colesterol están en los límites normales bajos, lo que está de acuerdo con la desnutrición del enfermo, el ácido úrico, transaminasas y deshidrogenasa láctica están aumentados, por la actividad tumoral y destrucción tisular, el examen de orina y las pruebas de coagulación son normales".

— Don Espiridión — ¿Cuándo le tomaron estas radiografías?

—Me las tomaron hace como tres meses.

—Por favor doctor, ponga las radiografías en el negatoscopio y descríbalas.

—Bueno, en la telerradiografía de tórax se observa una opacidad en el hilio derecho, el mediastino está ensanchado y desviado a la derecha, hay hipoventilación y un pequeño derrame pleural derecho. En la serie esófago gastroduodenal el medio de contraste se detiene en el tercio medio de esófago, sus bordes son irregulares y anfractuosos.

—Coloque al paciente en decúbito lateral y prepárelo para la endoscopia. También vamos a utilizar el broncoscopio.

Después de aspirar el contenido del esófago, el médico introdujo fácilmente el esofagoscopio hasta una distancia de 28 cm, donde apreció una estenosis por una masa fungante ulcerada, de la que tomó varias biopsias. Enseguida introdujo el broncoscopio e hizo notar a sus colaboradores y discípulos la fijación, retracción y estenosis del bronquio derecho.

Mientras don Espiridión se vestía, el médico comentó en voz baja: "caramba, a este enfermo lo entretuvieron mucho tiempo dándole medicinas que en nada lo ayudaron, pasaron siete meses entre el inicio de sus molestias y la endoscopia, realmente se ha perdido mucho tiempo. Es indudable que se trata de un tumor esofágico maligno, un carcinoma en fase muy avanzada que ya ha invadido los ganglios mediastinales y el bronquio derecho, desgraciadamente hay poco que podamos hacer".

Lentamente el enfermo tomó asiento enfrente de los médicos, preguntó con voz pausada y confiada: "Y ahora ¿qué sigue?"

Después de un intercambio de miradas, el médico adscrito le expresó remarcando las palabras: "Mire don Espiridión usted tiene un tumor en el esófago, aquí por donde pasan los alimentos, pero ya ha crecido mucho y es posible que ya no se pueda quitar.

—Entonces ¿qué me van a hacer?

—Hay varias cosas que pueden hacerse, radioterapia, quimioterapia y una pequeña operación, una gastrostomía.

—¿Qué es eso? ¿Me voy a aliviar?

—Bueno, la radioterapia y la quimioterapia son para que ya no crezca el tumor, la gastrostomía es un tubo que se pone en el estómago para pasar alimentos y medicinas.

—Esta bueno doctor, hagan lo que más me convenga.

—Con este papel se presenta mañana temprano en admisión, para que lo internen, pasado mañana lo operamos. Le vamos a poner una sonda en el estómago para que pueda alimentarse, es una intervención sencilla, la vamos a hacer con anestesia local. Cuando mejoren sus condiciones generales, cuando esté mejor nutrido lo enviaremos para que le apliquen la radioterapia y le administren la quimioterapia.

Don Espiridión tomó la orden de internamiento, la dobló cuidadosamente y la guardó en una bolsa del saco, ajustándose los pantalones salió del consultorio con pasos lentos, con una luz de esperanza en los ojos.

El médico residente preguntó: "¿Qué pronóstico tiene este enfermo?"

—La verdad doctor, muy malo, el carcinoma está muy avanzado, no es resecable por su fijación al bronquio derecho, de tal manera que sólo podemos utilizar medidas paliativas, como la gastrostomía, en este caso la radioterapia y la quimioterapia tampoco se pueden considerar curativas, aunque me pregunto ¿Qué tan paliativa es la gastrostomía? ¿Qué tanto mejora la calidad de vida una sonda en el estómago? A través de la cual tendrá que alimentarse el resto de su vida, pienso que a pesar de la radioterapia y la quimioterapia el tumor seguirá creciendo, hasta que el paciente muera.

—¿Cuánto tiempo puede vivir este enfermo?

—Dos a tres meses, pero con mala calidad de vida, no creo que el enfermo pueda reincorporarse a sus actividades habituales. En fin sigamos, por favor señorita pase al siguiente enfermo.

Se abrió la puerta para dar paso a una mujer delgada, con tez morena, ropa sencilla y huaraches, quien llevaba en brazos a un niño con ojos hundidos, pálido y adelgazado.

—¿Cómo se llama el enfermito?

—Manuel, señor.

—¿Cuántos años tiene?

—Cinco, los cumplió el mes pasado.

—Veo que lo envían por estenosis consecutiva a quemadura por cáusticos ¿Qué le pasó a su hijito?

—Verá usted doctorcito, se echó un trago de ácido.

—Platíqueme como fue eso.

—Pues verá, mi viejo tenía un poco de ácido en una botella de refresco, mi chamaco tomó la botella y le pegó un trago.

—¿Para que ocupaba su marido el ácido?

—Para limpiar metal y para destapar cañerias.

—¿Y que pasó, qué molestias refirió su hijo?

—Luego, luego chilló, hacía el intento de vomitar, pero no podía, sólo arrojaba saliva con sangre y unos coagulitos.

—¿Y qué hizo usted?

—Le grité a mi comadre y luego luego nos fuimos para el hospital del pueblo.

—¿Cuál hospital? ¿De dónde es usted?

—A, "pus" el hospital de Jalpán, allá en la mera Sierra Gorda de Querétaro.

—Muy bien, ahora platíqueme ¿Qué tratamiento recibió? ¿Qué le hicieron a su niño?

—Bueno, llegando le pusieron suero, le pusieron varias medicinas en la vena, lo hicieron tragar un hilo y no le dieron de comer varios días. Luego de como ocho días lo operaron y le pusieron ese tubo que trae en la barriga.

—¿Cuánto tiempo estuvo internado?

—Más de dos semanas, aunque después de que salió lo siguieron viendo en consulta externa, luego nos dijeron que necesitaba seguir con su tratamiento en un hospital más grande, aquí en la capital.

—Veo que ya le tomaron varios estudios, por favor señora présteme su expediente y sus radiografías.

Revisando las notas del expediente, hechas a mano, con letra a veces poco legible y tinta de los más diversos colores, el médico fue diciendo en voz baja: "la ingesta accidental del ácido fue hace tres meses, afortunadamente, el enfermito fue bien manejado, no intentaron hacerlo vomitar, ni intentaron lavarle el estómago, manejaron el estado de shock, le administraron soluciones parenterales, analgésicos, antibióticos, corticoides y le hicieron tragar un hilo que afortunadamente pudo pasar al estómago, ocho días después lo operaron y solamente le realizaron una gastrostomía con una sonda de Foley, por la que lo han estado alimentando. De hecho su estado general es aceptable, no hay signos graves de desnutrición y sus exámenes de laboratorio están dentro de límites normales".

—¿Por qué lo mandaron hasta ahora?

—No, el pase me lo dieron hace como mes y medio, al principio el doctor me daba medicinas, tónicos y vitaminas que junto con los alimentos le pasábamos por la sonda, me decía que esperáramos para que cuando se desinflamara el tubo por donde pasan los alimentos mi niño pudiera comer otra vez, pero cuando vimos que no podía comer le tomaron esas radiografías y nos mandaron para acá, pero tardaron mucho en autorizar el pase.

—Por favor doctor, ponga las radiografías en el negatoscopio y describa lo que le llame la atención.

—En la telerradiografía de tórax, si acaso, se ve una ligera congestión de los hilios, en el esofagograma se ve un trayecto muy largo con disminución de calibre, abarca casi todo el esófago y solo pasa al estómago un hilito de bario.

—Vamos a explorar al enfermo, miren doctores este hilo grueso que sale por la narina va hasta la cavidad gástrica y nos va servir como guía para las dilataciones esofágicas; vean que en la mucosa oral y lengua hay algunas secuelas de la quemadura por el ácido, la herida abdominal esta bien cicatrizada y la gastrostomía se encuentra en buenas condiciones —volviéndose hacia la mamá del niño le explicó—. Mire señora, vamos a iniciar el tratamiento, vamos a hacer dilataciones del esófago con estas sondas de hule, tendrá que traer a su niño por un tiempo largo para seguir con las dilataciones, ojalá consigamos que Manuelito vuelva a comer como antes, pero si no lo logramos tendrá que operarse ¿esta usted de acuerdo?.

—Si doctorcito, como no, pus si para eso nos mandaron, para que curen a mi niño.

—Vamos a hacer todo lo posible por que su niño se mejore, pero el tratamiento será largo y no estamos seguros cual será el resultado. Por favor envuelva a su hijito con esa sábana para que lo detenga y no se mueva, vamos a comenzar.

El médico mostró al residente y al interno el equipo de sondas de Tucker, de hule, en forma de bujía y con los extremos afilados que se continuaban con un asa de hilo grueso, les indicó que amarraran las tres primeras sondas una con otra y en orden progresivo de grosor, y ataran una hebra de seda larga al extremo de la sonda más gruesa, retiró la sonda de Foley de la gastrostomía e introdujo por el orificio de la pared abdominal una cánula delgada del aspirador, con la que succionó y pudo extraer el hilo, que a su vez ató a la sonda más delgada. En seguida identificó en la boca el hilo que venia de la narina, bajo visión directa previa administración de un sedante y un analgésico, con un gancho lo extrajo por la boca, después de cortarlo dejó el extremo que venía de la nariz fijo a la mejilla con tela adhesiva, traccionó en forma firme y sostenida del extremo de la seda que venía del estómago y fueron apareciendo por la boca las bujías de Tucker, ante los ojos de asombro de la madre, del residente y del interno.

Una vez terminada esta primera dilatación, el niño inició el llanto, junto con unas lágrimas que aparecieron en los ojos de su madre. El médico adscrito con toda calma limpió de la comisura de los labios del niño y del orificio abdominal un poco de mucosidad sanguinolenta, cortó el hilo gástrico anudado a la última sonda, lo anudó al extremo que había dejado fijo a la mejilla, traccionó un poco el extremo que salía por el orificio de la gastrostomía y dejó que se retrajera hacia la cavidad gástrica, después de lo cual nuevamente colocó una sonda de Foley por el orificio abdominal, para evitar su cierre y que pudiera usarse para alimentación y administración de medicamentos.

Pasada la sorpresa, el médico calmó a la madre del enfermo, le dijo que todo estaba bien y que esperara unos minutos afuera para que le dieran las indicaciones y la cita para la siguiente dilatación.

La madre desenvolvió a Manuel y salió lentamente hacia la sala de espera.

Una vez solos, el interno se atrevió a decir: "Perdone doctor, ¿Puedo hacerle unas preguntas?"

—Desde luego, diga usted.

—¿Por qué no se usa anestesia, las dilataciones son muy dolorosas? De verdad no entendí todo lo que usted hizo con los hilos y las sondas.

—Mire doctor, el procedimiento es muy rápido, no se justifica anestesia general, razón de más que tiene que repetirse con cierta periodicidad, al enfermito se le puso un analgésico y un sedante ligero, además, si usted se fija el ungüento con el que lubricamos las sondas tiene un anestésico tópico, no se preocupe, realmente el enfermito no sufrió mucho, estaba muy asustado, al igual que su mamá y ustedes mismos, bueno y ahora ¿Qué fue lo que no entendió?.

—La manera en que jalaba, cortaba y anudaba los hilos.

—Es muy fácil, tenemos y utilizamos un sistema de "hilo sinfin" con los extremos largos que salen por la narina y por la gastronomía, sacamos el cabo proximal por la boca y el distal por la gastronomía, al cual se amarra el conjunto de sondas, de la mas delgada a la mas gruesa, para realizar una dilatación retrógrada, al traccionar el extremo proximal las jala, pasan el cardias, recorren el esófago y salen por la boca, terminada la dilatación cortamos la fijación del hilo a la última sonda que salió por la boca, lo atamos al extremo proximal que sale por el orificio nasal y lo dejamos en boca, traccionamos un poco el extremo distal, cortamos el exceso y lo dejamos en el estómago, de esta manera nuevamente tenemos el esófago con un hilo en su interior como férula, el que nos sirve de guía y como un sistema "sínfin" para repetir las dilataciones cuantas veces sea necesario.

—¿Cuál es el futuro de este enfermo?

—No le podría contestar con certeza, el enfermo recibió corticoides en la fase aguda y tal vez no exista mucho tejido fibroso, por lo que podemos obtener buenos resultados con las dilataciones, cuando menos en forma transitoria, de no ser así será necesario utilizar un procedimiento quirúrgico para sustituir al esófago estenosado, generalmente usamos el colon izquierdo en forma isoperistáltica, pero primero debemos intentar rehabilitar el esófago. El tratamiento será largo, tendremos que vigilar al enfermo por años y muchas veces la indicación para la cirugía se presenta mucho tiempo después, con la ventaja de que el niño crecerá y los resultados pueden ser mejores. Por favor doctor, entregue las indicaciones a la mamá del enfermito, que contiúen con el cuidado de la gastrostomía y del hilo, que vuelvan a administrar la dieta licuada por la sonda de gastrostomía y estas gotas analgésicas, explíquele todo a la señora con mucho cuidado, y si no hay otra pregunta que pasen al siguiente enfermo.

El interno salió del consultorio para cumplir su cometido y poco después entró al consultorio Mario, individuo en la cuarta década de la vida, obeso, disneico, con mucosa labial cianótica y el abdomen haciendo protrusión por arriba del cinturón, con dificultad se sentó en la silla con las piernas separadas, el abdomen casi se apoyó sobre los muslos.

El médico adscrito tomó en sus manos el expediente y comentó: "Veo que ya tiene mucho tiempo enfermo, ha subido más de 20 kilos en los últimos años, come de todo y a todas horas, toma refrescos, café, chile, condimentos y bebidas alcohólicas, fuma más de dos cajetillas de cigarrillos diarias y lleva una vida sedentaria; hace poco ejercicio".

—¿Desde cuándo tiene agruras?

—Hace más de diez años, pero me han aumentado últimamente.

—¿Se le regresa la comida o un líquido ácido cuando tiene agruras?

—Sí doctor, me quema aquí en el pecho hasta la garganta.

—¿Lo despiertan las agruras?

—Sí, a pesar de que duermo casi sentado, casi todas las noches me despierto tosiendo con la boca llena de un líquido ácido, a veces con restos de alimento y bilis.

—¿Realmente ha seguido la dieta y ha tomado el tratamiento que le han indicado?

—La verdad no, me es difícil llevar la dieta y las medicinas las he tomado en forma irregular.

—Eso pensaba, lo mandan con nosotros para que se le realice una endoscopia y posible tratamiento quirúrgico ¿sabe lo que es eso?

—Tengo entendido que le meten a uno un tubo por la boca para vernos por dentro ¿no es así?

—Más o menos, por favor quítese la ropa detrás de aquel biombo, póngase un camisón —si le viene, murmuró entre dientes el pasante— y siéntese en aquella mesa.

Mientras tanto veamos el expediente: "El enfermo trabaja como despachador en una compañía de transportes, casi todo el día esta sentado, lleva una dieta excesiva en cantidad y contenido calórico, presenta agruras y regurgitaciones prácticamente con cualquier alimento, se refiere disfagia ocasional, principalmente para sólidos, presenta infecciones de vías aéreas en forma repetida y disnea de pequeños esfuerzos. En los exámenes de laboratorio se encuentra hemoglobina de 18.2 g discreto aumento de la glucemia, colesterol, triglicéridos y ácido úrico. Por favor doctor, ponga las radiografías en el negatoscopio y describa lo que considere más importante".

El residente colocó las radiografías y dijo con voz insegura:

—En la telerradiografía de tórax se aprecia aumento de la silueta cardiaca, a expensas de cavidades derechas, acentuamiento de los hilios pulmonares, aumento de los espacios intercostales y la aireación del parénquima pulmonar, puede corresponder a cor pulmonale crónico, aunque el paciente no es muy viejo.

—Tiene usted razón, pero recuerde que el paciente es obeso y tiene un tabaquismo intenso desde hace muchos años, la cianosis, disnea y poliglobulia tienen la misma explicación.

—¿Qué ve usted en la serie esófago gastroduodenal?

—Hay una hernia hiatal por deslizamiento, parte del estómago esta dentro del tórax, los bordes del esófago son irregulares y los pliegues están engrosados, parece haber un pequeño depósito de bario que puede corresponder a una pequeña úlcera, los pliegues mucosos del estómago y duodeno son normales, no se ve imagen ulcerosa ni tumoral.

—Muy bien, coloque al paciente en decúbito lateral izquierdo, ponga este protector entre los dientes, aplique el sedante y procedamos a la endoscopia.

Una vez colocado el enfermo con un riñón de plástico al lado de la boca, le explicó: "Con este líquido amargo que le voy a poner en forma de spray va a sentir la boca y la lengua dormida, tráguelo y después va a dejar escurrir la saliva libremente.

Lentamente introdujo el endoscopio, ante los conatos de vómito y tos, a la vez que tranquilizaba al enfermo fue diciendo: "Miren ustedes, la mucosa esofágica está enrojecida, en la parte inferior, al parecer hay una ulceración cubierta de fibrina, vamos a tomar biopsias de este sitio, la unión esófagogástrica está a 35 cm de la arcada dentaria, hay pliegues gástricos por arriba del hiato, existe abundante líquido en estómago, pero su mucosa, al igual que la del duodeno son normales." Fue sacando lentamente el fibroscopio, al mismo tiempo que revisaba nuevamente el estómago, cardias y esófago, le indicó al enfermo que el estudio había terminado y que debía permanecer unos minutos en la mesa de exploración para dar tiempo para que pasara el efecto del sedante administrado.

—Doctor, por favor etiquete con el nombre del enfermo el frasco con las biopsias, llene la solicitud y que las lleven al Departamento de Patología.

El residente comentó: "La endoscopia comprueba el diagnóstico de envío, no parece existir neoplasia, así que en este caso ¿Qué se espera del estudio histopatológico?"

—Efectivamente, macroscopicamente no se detecta una neoplasia, pero existe esofagitis y una ulceración cubierta de fibrina en la parte inferior del esófago, en la que habitualmente existe metaplasia, la mucosa toma un carácter secretor con epitelio columnar, lo que en sí ya constituye una lesión premaligna, es lo que se conoce como úlcera de Barret.

—Entonces ¿El tratamiento debe ser quirúrgico?

—No necesariamente, el enfermo tiene todos los factores de riesgo y predisponentes para tener reflujo gastroesofágico y esofagitis crónica, con una ulceración esofágica, reflujo nocturno e infecciones repetidas de vías respiratorias. Es un paciente obeso, con hernia hiatal, ingiere mayor cantidad de alimentos que los estrictamente necesarios, condimentos, irritantes, antojitos, alcohol y café. Este último y el tabaquismo disminuyen la presión del esfínter esofágico inferior y favorecen el reflujo, de tal manera que si el enfermo baja de peso, cambia sus hábitos alimentario, suprime el alcohol, café, irritantes y el tabaco pueden mejorar mucho, inclusive la metaplasia puede remitir, aunque el enfermo deberá vigilarse por un tiempo prolongado, realizar endoscopias periódicas para control de la esofagitis, de la úlcera esofágica y descartar la aparición de una neoplasia maligna.

Mientras se escribía en el expediente la nota clínica con las anteriores consideraciones y se llenaba la solicitud para el estudio histopatológico, el enfermo se vistió y tosiendo se sentó en la silla situada frente al escritorio.

El médico adscrito le explicó al enfermo — Mire don Mario, después de haber realizado el estudio, lo que le vamos a decir es prácticamente lo mismo que le han dicho otros médicos, necesita llevar una dieta especial para bajar de peso, evitar el reflujo y la irritación del esófago, necesita hacer ejercicio, continuar durmiendo con la cabecera de la cama elevada, suprimir totalmente el alcohol, chile, irritantes, café, chocolate y el cigarro, con lo que seguramente mejorará, de cualquier manera lo citaremos para control mediante revisión periódica.

—Pues mire, a mí me dijeron en el sindicato que con una operación se me quitaban todas las molestias, y que después de operado podía comer de todo.

—Las cosas no son tan sencillas, no son exactamente como le dijeron, en usted existen todas las causas para que esté mal, si las quitamos, las molestias desaparecerán, solamente que no mejore, se indicaría el tratamiento quirúrgico ¿Me entendió?

—Yo pienso que sería mejor que de una buena vez me operaran, así cortamos por lo sano.

—El tratamiento que se le va indicar es necesario, yo diría indispensable, aunque a la larga termine operándose, si baja de peso y los tejidos se desinflaman la operación tendrá menos riesgo, será más sencilla y los resultados también serán mejores.

Le entregaron al enfermo las indicaciones por escrito: el régimen dietético y de actividades físicas, una receta con un medicamento bloqueador de la secreción de ácido clorhídrico, un procinético para aumentar la presión del esfínter esofágico inferior y favorecer el vaciamiento gástrico y un protector de la mucosa. El enfermo tomó en su mano la receta y las indicaciones y salió del consultorio no del todo convencido.

El interno le comentó al oído del residente: "Este enfermo ni va a seguir las indicaciones ni vuelve a consulta".

El residente se atrevió a preguntar: "¿Cuál es el pronóstico de este paciente?"

—El enfermo lleva una vida sedentaria y ha tenido malos hábitos alimentarios, tabaquismo, ingesta de café y bebidas alcohólicas por tanto tiempo, así que realmente dudo que pueda o quiera seguir las indicaciones, pero tenemos la obligación de intentar en primer término un tratamiento conservador, en este momento el paciente no está en condiciones de ser operado, si el paciente baja de peso, con una adecuada valoración y terapia cardiorrespiratoria, se puede realizar el tratamiento quirúrgico con éxito: Reducción del estómago herniado, cierre de los pilares y un procedimiento antirreflujo. La funduplastia con el fondo gástrico tipo Nissen da muy buenos resultados, se le puede agregar una gastrostomía para evitar las molestias de la sonda nasogástrica en el posoperatorio, además ayuda para fijar el estómago a la pared abdominal ¿Tienen alguna otra pregunta?

—¿Cuál es el futuro de la metaplasia de la mucosa del esófago y que tantas posibilidades existen de carcinoma?

—Si se previene el reflujo y la irritación crónica de la mucosa esofágica la metaplasia puede remitir, de cualquier forma el enfermo debe vigilarse por años con endoscopias periódicas, para asegurarnos que la úlcera ha cicatrizado, la metaplasia ha desaparecido y no existe una lesión maligna.

—¿En este enfermo no estaría indicada la cirugía por vía endoscópica?

—Desde luego la cirugía endoscópica ofrece muchas ventajas en cuanto a la recuperación posoperatoria, pero repito en este enfermo, se opere o no, es indispensable que pierda peso, modifique su régimen dietético y su forma de vida, que haga ejercicio, sólo así podrá estar bien.

—¿Qué otras ventajas tiene la cirugía endoscópica?

—El abordaje quirúrgico a través de endoscopia se usa cada vez con más frecuencia, la visión en el transoperatorio es mejor que con cirugía abierta, aunque es más laboriosa, más costosa, por el instrumental desechable que se utiliza, pero después de la cirugía el enfermo tiene menos molestias y se reincorpora a sus actividades normales en menos tiempo, posiblemente por todo lo anterior se ha abusado de este procedimiento, se operan muchos enfermos que fácilmente pueden tratarse con cambio de hábitos y medidas dietéticas. En este enfermo en particular si llegara a operarse, por el tamaño de la hernia, presencia de esofagitis y una úlcera esofágica, sería mejor la cirugía abierta, pero siempre después de suspender el tabaquismo, el alcoholismo, bajar de peso y mejorar la función respiratoria. Bueno si no hay otra pregunta, hemos terminado, gracias doctores, gracias señorita enfermera y hasta mañana.

CAPÍTULO 2

ESTÓMAGO Y DUODENO

La mezcla de ruidos, del continuo bip bip de los monitores, del sonido de fuelle de los respiradores, las voces de médicos y enfermeras confundiéndose con los quejidos de dolor de los pacientes, identificaba la sala de cuidados intensivos del "Gran Hospital", a lo anterior se agregaba el peculiar olor de antisépticos y desinfectantes, del exudado purulento de las heridas infectadas y dehiscentes y del olor putrefacto de la sangre parcialmente digerida en el aparato digestivo de los enfermos, eliminada en forma explosiva junto con su "cortejo" de flatos.

En la cama 12 se encontraba Ignacio, obrero de 37 años de edad, quien dos meses antes había sido operado por un cuadro peritoneal consecutivo a una apendicitis aguda perforada. A esta operación siguieron varias complicaciones: absceso residual, oclusión intestinal, infección de la pared abdominal y eventración, con tres intervenciones quirúrgicas más. Hacía dos semanas que lo habían enviado de la clínica hospital donde lo habían atendido inicialmente por "necesitar tratamiento especializado de tercer nivel", manejo de la desnutrición, sangrado de vías digestivas altas y sepsis.

Al enfermo ya se le habían colocado dos catéteres centrales para nutrición parenteral y, tratando de corregir la desnutrición, se había llevado a quirófano para drenar las colecciones purulentas de la pelvis y de entre las asas intestinales, el abdomen se dejó abierto para continuar con las curaciones en la misma sala de cuidados intensivos, desde luego bajo sedación profunda y aplicación de analgésicos potentes. La depresión del estado de conciencia y la respiración asistida con un respirador de volumen permitían efectuar dichas curaciones.

Durante los últimos tres días volvió a aparecer por la sonda nasogástrica sangre parcialmente digerida, en pozos de café, evacuaciones negras y malolientes (melena), que junto con las de la paciente de la cama contigua hacían el aire irrespirable, a pesar del uso de cubrebocas por el personal de la sala.

Se combatió el estado de choque mediante la transfusión de soluciones electrolíticas, plasma y sangre fresca, se continuó el tratamiento de la sepsis por medio de curaciones exhaustivas y administración de antibióticos y se trató la insuficiencia orgánica múltiple con la intubación endotraqueal, respiración asistida, nutrición parenteral y el resto de las medidas de sostén que se utilizan en estos pacientes.

La cama 13 la ocupaba Graciela, ama de casa de 29 años de edad, madre de dos niños y una niña, ella había ingresado directamente al hospital por presentar colapso cardiovascular consecutivo a sangrado de vías digestivas altas. Graciela aparentemente era sana y solamente refería falta de apetito y cansancio en el último año, pero sorpresivamente en la esófagogastroduodenoscopia se encontraron grandes várices esofágicas. Algunas de ellas ulceradas y sangrantes, así como gastritis erosiva del fondo del estómago, con el resto del órgano y duodeno normales.

Durante la endoscopia, con el propósito de cohibir la hemorragia, se inició la inyección en y por abajo de las várices del esófago de una sustancia esclerosante, así como la aplicación de medicamentos inhibidores de la secreción gástrica de ácido clorhídrico, sin embargo, por persistir la hemorragia fue necesario efectuar taponamiento y compresión de los vasos sangrantes, colocando una sonda de Sengstaken, la que con su globo gástrico inflado se traccionó con un cordón que se pasó por una polea, a cuyo extremo se habían atado como peso varios frascos de suero, después de lo cual se infló el globo esofágico a una presión controlada.

A la sonda de taponamiento esofágico, de tan poco uso, conocida de acuerdo con pequeñas variantes como de Sengstaken, Blaimore o Pathon, se agregaban los catéteres para transfundir líquidos y hemoderivados, la sonda vesical de Foley para controlar la diuresis y las puntas nasales para administrar oxígeno. Las conjuntivas de la enferma estaban pálidas y un poco amarillas, la respiración era rápida y anhelante, con deterioro del estado de conciencia, somnolencia que se catalogó como "pre coma hepático" para lo que se administraron enemas evacuantes, lactulosa y neomicina, con el fin de disminuir la flora bacteriana, su acción sobre la sangre en el tracto digestivo con la consiguiente producción y absorción de amonio.

El médico adscrito encargado del servicio se dirigió a los médicos residentes, indicándoles que había llegado la hora de hablar con los familiares de los enfermos, informarles acerca de su estado de salud, el tratamiento efectuado y sobre todo, acerca del pronóstico.

—Vamos a ver doctores, procedamos a revisar las condiciones de los pacientes a su cargo, para que sepan con certeza que van a decir a sus familiares ¿Quién quiere comenzar con su resumen?

Tomando en sus manos el expediente uno de los médicos residentes se adelantó e inicio el análisis de la nota clínica del día.

—En cuanto al enfermo de la 12, se trata de ...

—Un momento doctor, ese enfermo tiene su nombre, no es un simple número, ya les he indicado que se refieran a los enfermos por su nombre.

—Perdón, en cuanto a don Ignacio, se trata de un paciente en la cuarta década de la vida, quien ingresó a la unidad hace dos semanas por complicaciones posoperatorias, eventración, sepsis y sangrado alto de vías digestivas, en la endoscopia se demostró que era consecutivo gastritis erosiva o úlceras de estrés, mediante el tratamiento de la sepsis, las insuficiencias órganofuncionales, la administración de hemoderivados, inhibidores de la secreción de ácido y protectores de la mucosa gástrica se controló el sangrado en un lapso de 24 horas, sin embargo, desde hace tres días vuelve a presentarse en forma de sangre semidigerida por la sonda nasogástrica y evacuaciones melénicas, no ha habido repercusión hemodinámica, ya que el volumen circulante se ha repuesto en forma adecuada.

Dirigiéndose a otro de los médicos residentes, le preguntó: "¿Usted qué piensa doctor? ¿Cuáles son las condiciones actuales del enfermo? ¿Qué debemos hacer? y ¿Cuál es el pronóstico?

—Desde luego el enfermo continúa grave, a pesar de que la sepsis aparentemente está controlada y su estado nutricional ha mejorado, el sangrado de vías digestivas, por gastritis erosiva, como lo demostró la nueva endoscopia, no ha sido masivo, así que pienso que se debe continuar con el mismo tratamiento.

—Muy bien, pero si el sangrado continúa ¿Qué debemos hacer?

—En ese caso, el enfermo tendría que volverse a operar, lo que, dadas sus condiciones, sería muy peligroso.

—Efectivamente, razón de más que la cirugía indicada es muy extensa, posiblemente gastrectomía total, con esofagostomía y duodenostomía. De tal manera doctores que continúen con esmero el cuidado de este paciente, esperamos que responda satisfactoriamente ¿Hay alguna pregunta?

Uno de los médicos internos dijo tímidamente: “Yo no entiendo cómo se han presentado tantas complicaciones después de una simple apendicectomía, una operación que se hace todos los días”.

—Mire doctor, en primer lugar no debemos menospreciar ningún procedimiento quirúrgico, todos tienen riesgo, hasta quitar una uña y, en segundo lugar hay de apendicectomías a apendicectomías, no es lo mismo que se opere una apendicitis en sus fases iniciales, sin contaminación de la cavidad peritoneal, que habitualmente tienen buena evolución, a que se opere una apendicitis con más tiempo de evolución, perforada y con contaminación de la cavidad peritoneal, como sucedió en este paciente. El diagnóstico y tratamiento oportuno es lo importante, es lo que marca la diferencia; no se trató de una simple apendicectomía, sino de una peritonitis generalizada consecutiva a una apendicitis perforada; de hecho, la primer intervención consistió en drenaje de las colecciones purulentas, lavado de la cavidad peritoneal y extirpación de los restos del apéndice.

—¿Cómo podemos resumir las condiciones de doña Graciela?

Uno de los residentes a cargo de la paciente expresó: “Se trata de una enferma en la tercera década de la vida, quien aparentemente gozaba de buena salud, con excepción de la astenia y anorexia durante el último año, en la última semana presentó malestar general y síntomas inespecíficos, que se interpretaron como un cuadro de infección viral, súbitamente presentó hematemesis, con vómito de abundante sangre fresca que la llevaron a estado de choque, el que se corrigió con soluciones parenterales, expansores del plasma y hemoderivados, en la endoscopia se encontraron várices esofágicas y gastritis erosiva del fundus. Las várices se esclerosaron, pero la hemorragia continuó, se colocó una sonda de taponamiento gastroesofágico con lo que cedió el sangrado; aunque aparentemente no hay sangrado activo durante las 48 horas que la enferma tiene en la unidad, ha presentado evacuaciones melénicas abundantes, posiblemente por sangre residual en el tracto digestivo, con signos de intoxicación amoniacal.

—¿Cuál piensa que debe ser el manejo de esta enferma y cuál es el pronóstico?

—La paciente tiene discreta ictericia y no existe coma profundo, así que la función hepática no esta muy deteriorada, de tal manera que si se controla el sangrado, la evolución puede ser buena.

—En relación al pronóstico a mediano y largo plazo ¿Qué piensa usted?

—Todo depende del cuidado de la enferma, del control de la hipertensión porta, posiblemente necesite otras sesiones de escleroterapia de las várices esofágicas, la función del hígado puede continuar preservándose, si la enferma no presenta nuevos sangrados, con un pronóstico bueno, solamente que estos se repitieran indicaría tratamiento quirúrgico, previo estudio hemodinámico y hematológico de la enferma, es mejor que la cirugía sea electiva.

—Muy bien doctores, ahora hablen con los familiares, pero por favor tengan mucho cuidado en lo que dicen, usen palabras sencillas para que puedan entenderlos.

Los dos médicos residentes encargados del cuidado de estos pacientes salieron juntos al pasillo que circundaba la sala de terapia intensiva, tal vez para darse valor, y llamaron a los familiares.

—¿Quién es familiar de don Ignacio?

Se acercó una mujer de aproximadamente 35 años, con el pelo desarreglado, la ropa ajada y francos signos de cansancio en el rostro, quien dijo con voz débil.

—Yo soy su esposa doctorcito ¿Cómo está Nacho?

—Continúa delicado, pero se esta haciendo todo lo necesario para que mejore.

—Lo mismo me dijeron hace como ocho días, pero ya ve usted, se volvió a poner malo, ya tengo muchos días quedándome en la sala de espera, a mis niños los encargué con mi comadre ¿Quién sabe como estarán?

—Entendemos señora, pero ya ve usted cuando aparentemente iba por buen camino, volvió a sangrar su estómago.

—Por eso digo, después de tantas cosas que le han hecho, de tantas medicinas que le han puesto, no sé si todavía Nacho puede llegar a aliviarse.

—Si el sangrado se controla, como parece que ha sucedido, don Ignacio puede mejorar, pero aún así necesitará muchos cuidados y medicinas por mucho tiempo, si sus condiciones mejoran y se estabiliza lo pasaremos a una cama de hospitalización, donde se continuará tratando y donde usted podrá estar más tiempo con él, tenga fe señora, no pierda las esperanzas.

Secándose las lágrimas con la manga del suéter dijo:"Gracias doctorcito, ya veo que va para largo, en fin como usted dijo no perdamos la fe".

Enseguida el otro médico residente llamó a los familiares de doña Graciela, se acercó una mujer de aproximadamente 35 años de edad, con ropa sencilla, pero limpia, quien expresó con humildad: "¿Me llamaban, doctor?"

—¿Es usted pariente de doña Graciela?

—Sí doctor, soy su hermana mayor, su esposo se fue porque tiene que trabajar.

—Ya le habíamos informado al esposo de la enfermita que tuvo un sangrado abundante de vías digestivas, por unas venas del esófago que se rompieron, ya que la enferma tiene cirrosis del hígado.

—¡Ah caray y eso! Porque, tengo entendido que la cirrosis es consecuencia de la bebedera y, la verdad, mi hermana nunca toma alcohol, ni siquiera en las fiestas.

—Casi siempre esta enfermedad del hígado se debe a bebidas alcohólicas en exceso, pero no es la única causa, puede ser secundaria a hepatitis.

—Tengo entendido que mi hermana nunca tuvo hepatitis, que yo sepa nunca se puso amarilla.

—Existe una forma de hepatitis en la que los enfermos no se ponen amarillos, esta forma anictérica de hepatitis puede ser la más peligrosa, porque los enfermos no se cuidan, continúan con sus actividades habituales, fácilmente contagian a sus familiares y pueden quedar secuelas, como la de su hermana.

—Bueno doctor, pero ¿Cómo está mi hermana?

—Aunque continúa delicada, está mejor, al parecer la hemorragia se ha controlado, su presión arterial y pulso están estables y la función de su hígado no es del todo mala.

—Ahora en la mañana que pasé a verla seguía inconsciente, casi no me respondió.

—Así es señora, es por la sangre que se absorbe en su intestino y el hígado no alcanza a metabolizar, pero ya se están aplicando medidas para combatir estos efectos perjudiciales, de hecho el día de hoy la enferma está más reactiva, ya responde a estímulos verbales.

—Entonces ¿Usted cree que mi hermana se compondrá?

—Si se controla el sangrado yo creo que sí, cuando sus condiciones generales sean estables pasará al servicio de gastroenterología, pero será necesario quc continúe con su estudio y tratamiento.

—¿En cuánto tiempo podemos saber si se compone?

—En dos o tres días, mañana se le retirará la sonda de taponamiento esofágico, la observaremos por 24 a 48 horas, si no hay un nuevo episodio de sangrado y las condiciones de la enferma mejoran y se estabilizan, la daremos de alta de terapia intensiva para que pase a una cama de hospitalización, allá podrán estar mas cerca de ella.

—Gracias doctor, se lo diré a su esposo cuando venga.

Dos semanas más tarde durante la visita en el servicio de gastroenterología se revisaron los casos de don Ignacio y doña Graciela, quienes ya no estaban en camas contiguas, pues ahora se encontraban en los respectivos sectores de hombres y mujeres.

Durante la ronda por el sector de hombres, al llegar a la cama que ocupaba don Ignacio, el Jefe del servicio pidió al médico residente que informara al resto del equipo de salud acerca de las condiciones del enfermo. Tomando en sus manos el expediente, el médico becario fue diciendo con voz pausada.

—Se trata de un enfermo de 37 años, operado inicialmente en su clínica de adscripción por un cuadro peritoneal consecutivo a apendicitis perforada, la evolución fue tortuosa, cursó con infección de la herida quirúrgica, oclusión intestinal, eventración, abscesos residuales, sepsis y sangrado de vías digestivas, por lo que fue enviado a este hospital, fue reintervenido para drenar los abscesos residuales y estuvo internado en la unidad de terapia intensiva durante dos semanas, se manejó con abdomen abierto, con curaciones bajo sedación, respiración asistida y apoyo nutricional, fue politransfundido y ha recibido múltiples medicamentos: analgésicos, antibióticos e inhibidores de la secreción gástrica, entre otros. Actualmente el enfermo esta en mejores condiciones, no ha vuelto a sangrar, no hay fiebre, tolera la nutrición parenteral, y el día de hoy se inició la alimentación por vía oral, la herida abdominal, aunque dehiscente, no está infectada y tiene tejido de granulación.

—Muy bien doctor ¿Cuál fue la causa del sangrado? ¿Cuál es el plan de tratamiento? y ¿Cuál es el pronóstico?

—Bueno doctor, el enfermo sangró del tubo digestivo alto por úlceras de estrés en dos ocasiones, la primera en su clínica por la sepsis y la segunda en este hospital en el posoperatorio inmediato, posiblemente por el trauma quirúrgico; con relación al plan de tratamiento se continuará con nutrición parenteral, disminuyendo paulatinamente el aporte calórico y de nutrimentos por vía intravenosa, aumentando simultáneamente su aporte por vía oral, se continuará con curaciones de la herida quirúrgica para conseguir su cierre por segunda intención. El pronóstico a mediano plazo es bueno, posiblemente pueda egresar del hospital en un lapso de dos a tres semanas, es posible que quede con una hernia incisional, la que será necesario reparar en forma electiva.

Dirigiéndose a todos los presentes dijo: "Bien, estamos de acuerdo, ¿Hay algo más que agregar?

La respuesta fue intercambio de miradas, un murmullo y una respuesta general: "No".

—De ser así, pasemos a ver a otro enfermo.

En la cama contigua se encontraba Jacinto, empleado ejecutivo de una importante empresa, de 34 años de edad, de complexión delgada, pálido, una sonda nasogástrica conectada a un aparato de succión y soluciones electrolíticas goteando a través de un trocar colocado en el antebrazo derecho.

El Jefe de servicio clavó sus ojos en el médico residente responsable del enfermo, el cual trataba de pasar desapercibido y le dijo: "Doctor ¿Nos quiere informar acerca de este enfermo?"

—Cómo no doctor. Se trata de un paciente joven, en la cuarta década de la vida, con el antecedente de dolor en epigastrio de más de diez años de evolución, al parecer calmaba con los alimentos, aunque últimamente a veces aumentaba después de comer, para lo que recibió tratamiento en forma irregular con antiácidos, anticolinérgicos, antagonistas de los receptores H_2 de la histamina e inhibidores de la bomba de protones, tranquilizantes y dieta, con frecuencia se sometía a este tratamiento por autoprescripción. Nos refiere que durante lapsos de semanas o meses estaba bien, pero volvía a presentar el dolor cuando tomaba otras medicinas para la gripa o antirreumáticos, o cuando estaba muy presionado en su trabajo, hace años le tomaron unas radiografías y le dijeron que tenía úlcera en el duodeno. El día de ayer por la noche presentó el dolor en epigastrio de más intensidad, se irradió al hombro derecho y después a todo el abdomen, se acompañó de náuseas y vómito, así pasó toda la noche, como no calmaba con nada en la mañana acudió al servicio de urgencias del hospital.

—¿Cuáles eran sus condiciones cuando ingresó a urgencias y qué signos había en la exploración física?

—El enfermo llegó chocado, con tensión arterial baja y aumento de la frecuencia cardiaca.

—Perdone que lo interrumpa doctor, pero no se puede decir shokado o chocado, no es una expresión correcta, en todo caso el enfermo llegó en un estado de colapso circulatorio, en estado de choque o estado de shock, que es una palabra que ya tomó cartas de naturalización en nuestro idioma. Por favor continúe.

—Pues bien, el enfermo estaba pálido, sudoroso, con T.A. de 70/40, pulso filiforme, apenas perceptible, con una frecuencia de 140 por minuto, taquipnea de 38 por minuto, con respiración anhelante. Se le colocó una sonda vesical y obtuvimos solamente 30 mL de orina muy concentrada.

—Eso doctor, el cuadro que usted acaba de describir es un estado de colapso circulatorio, choque o como ya es aceptado estado de shock ¿Qué más?

—Bueno, había disminución bilateral de la ventilación pulmonar basal, el abdomen estaba distendido, con hiperestesia, resistencia muscular, tenía un "vientre de madera", con dolor en todo el abdomen que se acentuaba con la descompresión brusca es decir "signo de rebote", a la percusión encontramos timpanismo que inclusive borraba la matidez hepática y en la auscultación no escuchamos peristaltismo.

—¿Se tomaron algunos exámenes de laboratorio o gabinete?

—Sí doctor, se tomó biometría hemática, en la que había aumento de la hemoglobina, discreta leucocitosis de 12 800, con 79% de neutrófilos y cinco formas en banda, en la química sanguínea se encontró aumento de la urea y creatinina, los electrólitos demostraron hipocloremia e hipopotasemia, con acidosis metabólica.

—Bueno ¿Y qué indica todo lo que acaba de decir?

—Creo que el aumento de la hemoglobina es por la deshidratación, existía hemoconcentración, el aumento de los leucocitos y formas en banda indica inicio de infección, el aumento de urea y creatinina también se explica por la deshidratación, la disminución del cloro y potasio en plasma se debe a los vómitos y la acidosis se explica por la baja perfusión en el estado de shock y la sepsis que se iniciaba.

—Muy bien doctor y en las radiografías ¿Qué encontraron?

—En la telerradiografía de tórax se vio neumoperitoneo, el aire libre subdiafragmático nos indicó que había perforación de una víscera hueca; en la placa simple de abdomen se encontró dilatación generalizada de asas intestinales, que interpretamos como íleo paralítico.

—¿Qué diagnóstico hicieron y qué tratamiento indicaron?

—Pensamos en perforación de víscera hueca, probable úlcera péptica perforada. En la sala de urgencias se inicio la administración de soluciones electrolíticas y plasma, se colocó sonda nasogástrica para descomprimir el estómago, intestino y sonda vesical de Foley para registrar la diuresis horaria, se preparó para cirugía y ya en quirófano se aplicó la primer dosis de antibióticos.

—Así que lo operaron ¿Y quién lo operó?

—El R-3 "maistro", yo le ayudé.

—Mire doctor, yo no soy "maistro" de nadie, no soy albañil, tengo mi nombre, así que mejor platíquenos con detalle qué hicieron.

—Perdón doctor, hicimos una incisión media, supraumbilical, se encontraron aproximadamente 1000 mL de líquido amarillento, con natas de fibrina y una perforación como de 2 cm en la cara anterior del duodeno. Aspiramos el líquido...

—¿Que líquido?

—Pues, el contenido gastroduodenal que se salió por la perforación y el exudado peritoneal.

—Está bien, siga por favor.

— Cerramos la perforación con tres puntos separados que anudamos sobre epiplón, lavamos la cavidad peritoneal con 12 a 15 L de solución fisiológica, hasta que el suero aspirado ya no tenía fibrina y estaba clarito, al final cerramos la pared abdominal por planos, dejando unos puntos totales de contención.

—¿Dejaron canalizaciones?

—No doctor, como se trataba de una peritonitis química, por el ácido del estómago y se limpio muy bien la cavidad peritoneal, creímos que no había necesidad de drenar.

—No es lo que ustedes creyeron, estaba indicado drenar el abdomen ¿Sí o no?

—No, no estaba indicado.

—En relación al tratamiento definitivo de la úlcera, estaba indicado algún otro procedimiento, como vaguectomía, piloroplastía o aún gastrectomía.

—No doctor, creo que no, bueno, mejor dicho, no estaba indicado.

—Si lo sabe, diga las cosas con seguridad ¿Por qué no estaba indicado?

—El enfermo nunca llevó un tratamiento regular, quiero decir con constancia, actualmente contamos con muy buenos medicamentos para el tratamiento de la úlcera péptica, como los bloqueadores H_2 de la histamina y los inhibidores de la bomba de protones, así que después de la cirugía puede continuar con tratamiento médico dietético; tengo entendido que entre 70 y 80% de los pacientes que sufren perforación de una úlcera duodenal, no requieren ningún procedimiento quirúrgico adicional para la cicatrización ulcerosa.

—Efectivamente doctor, de hecho actualmente es menos frecuente el tratamiento quirúrgico de la úlcera péptica, la mayoría de los enfermos con este padecimiento responden favorablemente al tratamiento médico dietético, bien indicado y bien llevado, cuando un paciente con enfermedad ácido péptica tiene que operarse, generalmente es por alguna complicación, perforación, sangrado o estenosis ¿Con qué manejo debemos continuar? y ¿Cuál es el pronóstico?

—Se están administrando soluciones parenterales, antibióticos y antagonistas H_2 por vía intravenosa, desde luego analgésicos para el dolor posoperatorio, cuando se restablezca el peristaltismo iniciaremos la dieta oral en forma progresiva, si no hay complicaciones posiblemente el enfermo pueda darse de alta en cinco o seis días, para continuar su control como paciente externo con dieta y los medicamentos que ya se mencionaron, creo, bueno, considero que el pronóstico es bueno.

En la visita del área de mujeres se llegó a la cama que ocupaba doña Graciela, quien ahora estaba sentada en una silla al lado de la cama, bien peinada, aseada, consciente y una sonrisa amable en sus labios; había desaparecido la ictericia de las conjuntivas y ya no estaba "llena de tubos", sin venoclisis ni sondas se veía más animada.

El Jefe del servicio vio sobre los lentes al médico residente responsable de la enferma y dijo: "A ver, doctor, díganos cómo va doña Graciela ¿Cómo salieron sus estudios?"

El médico residente dio lectura a la nota de resumen con voz lenta: "Se trata de una enferma en la tercera década de la vida, con cirrosis poshepatitis e hipertensión portal, quien hace tres semanas ingresó directamente a la unidad de cuidados intensivos por shock hipovolémico y coma hepático, consecutivos a sangrado de vías digestivas por várices esofágicas ulceradas. Su manejo consistió en reposición de volumen circulante efectivo mediante la transfusión de soluciones electrolíticas, coloides, sangre y sus derivados, quiero decir plasma fresco congelado, junto con medidas para tratar la intoxicación amoniacal, enemas, lactulosa y neomicina; fue necesario efectuar escleroterapia endoscópica de las várices y taponamiento para cohibir la hemorragia, no hay evidencia de sangrado desde hace diez días, se efectuó biopsia percutánea de hígado y ayer se llevó a cabo la panangiografía y el estudio hemodinámico.

—¿Qué informa el estudio histopatológico?

—Se corrobora el diagnóstico de cirrosis poshepatitis, sin signos de actividad.

Dirigiéndose ahora a uno de los médicos adscritos le preguntó, "¿Como resultó la panangiografía? ¿Qué valores de presión obtuvieron?"

—El día de ayer se realizó sin problemas una esplenoportografía de retorno con la técnica de Seldinger. Se cateterizó la arteria esplénica y se inyectó el medio de contraste, observándose un bazo aumentado de tamaño, la vena esplénica y la vena porta permeables y de mayor calibre, 11 y 13 mm respectivamente, se apreció circulación colateral en retroperitoneo, vena coronaria dilatada y tortuosa en comunicación con grandes várices esofágicas. En el cateterismo de las venas suprahepáticas se encontró hipertensión grado II, con presión libre de 8 mm y presión en cuña de 28 mm de mercurio, la que traduce la presión de la vena porta.

—¿Cómo están los exámenes de laboratorio?

—La biometría hemática indica discreta anemia, disminución de los leucocitos y plaquetas, posiblemente por hiperesplenismo, la química sanguínea es normal, las pruebas funcionales hepáticas también están dentro de límites normales, con la albúmina sérica en los límites normales bajos.

—En resumen ¿Cómo podemos considerar a esta enferma? Y de acuerdo con sus condiciones ¿Cuál es la mejor alternativa de tratamiento?

Uno de los médicos adscritos respondió: "Es una mujer joven, con buen estado nutricional, no hay ascitis, el coma hepático fue fácilmente controlado, las pruebas funcionales hepáticas son aceptables, en la biopsia hepática no hay signos de actividad de la cirrosis, tiene una hipertensión portal importante y presentó una hemorragia abundante que la llevó a estado de shock, las venas porta y esplénica, al igual que la renal izquierda están permeables, por lo que el tratamiento debe ser quirúrgico electivo. A pesar del riesgo de la cirugía derivativa portal, pienso que el pronóstico es bueno".

—Ya escuchó usted, doña Graciela, tiene que operarse, para que no vuelva a tener otra hemorragia como la que ya presentó, sería peligroso que volviera a sangrar. Por ahora sus condiciones generales son buenas, pero con cada nueva hemorragia el hígado y su estado nutricional se deterioran paulatinamente, así que es mejor que se opere lo más pronto posible.

—¡Ay doctor!, desde hace tres semanas no estoy en mi casa, sepa Dios cómo estarán mis hijos ¿No podría salir para estar con mis hijos, cuando menos unos días?

— Desde luego doña Graciela, mañana mismo puede salir del hospital, como enferma externa le repetirán las pruebas de coagulación y la veremos dentro de dos semanas en consulta externa para programar la cirugía ¿De acuerdo?.

—Esta bien doctor, nomás me dice qué cuidados debo tener.

Dirigiéndose ahora al médico residente le indicó: "Por favor doctor, prepare el resumen clínico y el alta para mañana, indíquele dieta blanda, bloqueadores beta para disminuir la presión de la circulación esplácnica, inhibidores de la bomba de protones para disminuir la secreción gástrica y protectores de mucosa, cítela a consulta externa dentro de 15 días ¿Algo más?"

El médico interno preguntó con inseguridad: "¿Qué tipo de cirugía se va a realizar?"

—Considerando que es una mujer joven, con buen estado nutricional, buena función hepática y sin ascitis, la cirugía más conveniente es una derivación selectiva esplenorrenal distal, con lo que se previene el sangrado, se preserva la circulación del hígado, al igual que su función.

Pasaron al cubículo adjunto, donde se encontraba la Sra. Lucila, de 57 años de edad, madre de un médico adscrito a una clínica periférica, quien ingresó por dolor epigástrico persistente y deterioro del estado general. Había sido operada 48 horas antes.

—Bien doctores ¿Quién está a cargo de esta paciente?

—Yo doctor, contestó la residente de tercer año.

—Pues bien doctora, comience, como casi todos conocen el caso, expónganos un resumen con lo más relevante.

—Esta enfermita en la sexta década de la vida padece dolor en epigastrio de ocho meses de evolución, su hijo es médico, quien le indicó en la clínica donde trabaja una serie gastroduodenal (SGD), el gastroenterólogo le recomendó dieta blanda, antiácidos, antagonistas-H_2 de la histamina e inhibidores de la bomba de protones.

—¿Le recomendó o le prescribió?

—Sólo recomendó el tratamiento a seguir, su hijo le mostró las radiografías al gastroenterólogo en el pasillo y, con base en ellas, recomendó el tratamiento, su hijo le daba las recetas. Siguió el tratamiento por casi seis meses, al principio disminuyó el dolor, sin llegar a desaparecer del todo, pero en los dos últimos meses aumentó, se hace prácticamente continuo, no cede con analgésicos ni antiespasmódicos, se agregan náuseas, vómitos, falta de apetito, así como pérdida de peso, la paciente ha bajado casi 10 kilos.

—De tal manera que a la enferma sólo la vieron en el pasillo ¿Acaso no tenía expediente para que la atendieran en consulta externa?

—No doctor, ni siquiera vieron a la enferma, como antes dije, sólo vieron las radiografías.

Retirándose un poco, para que la enferma no pudiera escucharlos comentó: "Ya ven ustedes las consecuencias, por no hacer las cosas como Dios manda ¿Después qué pasó?"

—Se hicieron los trámites para abrir el expediente en su clínica, la vio el médico familiar, quien ahora si la pasó con el especialista, él le repitió la serie gastroduodenal y la envió a este hospital.

—¿Cuánto tiempo pasó en estos trámites y cuál fue el diagnóstico de envío?

—Pasaron más de dos meses, el diagnóstico de envío fue adenocarcinoma de antro gástrico.

—Tienen las radiografías a la mano, vamos a la sala de juntas, para revisarlas.

—En la sala de juntas la becaria colocó en los negatoscopios de la parte alta las radiografías del primer estudio y en los de la parte baja las radiografías del estudio más reciente.

—Por favor doctores, tomen asiento donde todos puedan ver y, usted doctora descríbanos lo más importante de estos estudios.

Con voz insegura dijo: "Son dos estudios tomados con seis meses de diferencia, en el de arriba, tomado hace ocho meses se ven los pliegues gástricos un poco engrosados, sobre la curvatura menor, en antro, se ve un depósito de bario que puede corresponder a una úlcera péptica".

—¿Puede asegurar que se trata de una úlcera péptica?

—No se puede asegurar con certeza, el depósito de bario es pequeño y el estómago no se ve deformado, pero me llama la atención que los pliegues de la mucosa se interrumpen y no confluyen hacia el cráter ulceroso, lo que podría sugerir un proceso maligno.

—Muy bien doctora, ¿Qué signos radiológicos sugieren benignidad y que signos sugieren malignidad?

—Bueno, pues en favor de benignidad esta el tamaño de la úlcera, su forma regular y que el antro no esta deformado; mientras que en favor de malignidad está, como dije antes, la interrupción de los pliegues gástricos no confluyen y que el nicho ulceroso no sobresale del perfil del estómago.

—En un caso así ¿Qué diagnóstico hace? o ¿Cuál es la conducta a seguir?

—Creo que ante la duda, es mejor pensar que se trate de un carcinoma gástrico, se debe hacer una endoscopia con toma de biopsia del fondo y de los bordes de la úlcera.

—Eso es lo que debía haberse hecho y no se hizo. Es la consecuencia de consultas superficiales, de no ver en forma completa y ordenada a los enfermos, de las famosas consultas y recetas de pasillo, ya ven ustedes le recomendaron y llevó tratamiento antiulceroso por seis meses y al parecer al principio mejoró.

—Y ¿Cómo se explica esa mejoría? — Preguntó uno de los internos.

—La dieta blanda, la disminución de la secreción ácida y los protectores de la mucosa disminuyeron el ácido que irrita la neoplasia ulcerada y la gastritis que rodea a la lesión, pero sin detener su evolución que siguió progresando, fue una falsa mejoría, posteriormente el dolor se explica por invasión de los plexos nerviosos y órganos vecinos.

—En las radiografías tomadas hace cinco semanas ¿Qué ve usted? ¿Qué cambios nota?

—En estas placas se aprecia el antro gástrico muy deformado, la lesión ulcerosa ha crecido cuando menos al triple de tamaño, tiene bordes irregulares, esta por dentro del perfil gástrico, lo que indica la existencia de una masa tumoral y los pliegues de la mucosa son irregulares, están engrosados y no llegan a la úlcera.

—Efectivamente, en este segundo estudio no hay duda que se trata de una neoplasia, ya ven ustedes que cambios tan importantes ocurrieron en estos seis meses, que fue tiempo perdido: ¿Qué datos había en la exploración física a su ingreso y que otros estudios se hicieron?

—Cuando ingresó la enferma estaba adelgazada, deshidratada, desnutrida, se palpó un ganglio de aproximadamente 1.5 cm en el hueco supraclavicular izquierdo, se encontró abdomen en batea, se palpó una masa dura e irregular en epigastrio y en hipocondrio derecho, pero no se detectaron metástasis ni en la teleradiografía de tórax ni en el ultrasonido del hígado.

—¿Qué más, doctora?

—Se efectuó una endoscopia, el esófago se encontró normal, en antro se encontró una masa tumoral que involucraba antro y parte del cuerpo gástrico, con una úlcera cerca del píloro, se tomaron biopsias de los bordes de la úlcera, del fondo y de la masa tumoral.

—¿Cuál fue el diagnóstico histopatológico?

—Adenocarcinoma gástrico ulcerado, bien diferenciado.

Con francas manifestaciones de enojo se dirigió a otro de los residentes y le preguntó: "En ese momento ¿Cuál era la conducta a seguir?"

—Por las condiciones de la enferma, existir tumor palpable en abdomen y un ganglio supraclavicular izquierdo, se podía considerar que era un cáncer inoperable, por lo que se decidió instalar un catéter central, nutrición parenteral total y quimioterapia.

—¿Qué citotóxicos se aplicaron y cómo respondió la enferma?

—Simultáneamente a la nutrición parenteral se aplicó un esquema con tres fármacos: fluoracilo, cisplatino y leucovon. La respuesta fue muy buena, mejoraron las condiciones de la enferma y remitió el tamaño del tumor, tanto es así, que tres semanas después era difícil palparlo, el ganglio del cuello también disminuyó de tamaño, por lo que se consideró que la enferma podía beneficiarse con la cirugía. La enferma se operó hace dos días.

—¿Cuáles fueron los hallazgos y qué se hizo?

—Se encontró una gran masa tumoral adherida a epiplón y colon transverso, el tumor era móvil y no se encontraron metástasis en el hígado, así que se llevo a cabo una gastrectomía casi total, de un 90%, extendida, se resecó en bloque el estómago, un segmento de colon transverso y epiplones, se restituyó la continuidad del tracto digestivo con gastroenteroanatomosis terminolateral antecólica y anastomosis terminoterminal del colon transverso.

—¿Estaba preparado el colon?

—Sí doctor, se había administrado polietilenglicol como laxante y se aplicaron enemas evacuantes. Además la enferma estuvo tomando neomicina y metronidazol.

—¿Considera que la técnica quirúrgica fue la adecuada?

—Sí doctor, el tumor no estaba fijo al tronco celíaco, era móvil y no había metástasis, por lo que fue posible extirparlo, la reconstrucción tipo Bilrroth II fue la indicada por la extensión de la resección gástrica y, con un colon preparado se justifica la anastomosis primaria.

—¿Se canalizó la cavidad abdominal?

—No, la hemostasia fue satisfactoria y tengo entendido que está contraindicado drenar el abdomen después de cirugía oncológica ¿No es así?

—Efectivamente, así es, por el peligro de siembra de células tumorales en el trayecto de las canalizaciones ¿Cuál es el plan de manejo posoperatorio y cuál es el pronóstico?

—Se tiene planeado que una vez estabilizadas las condiciones hemodinámicas se continúe con la nutrición parenteral, en dos a tres días cuando se restablezca la función intestinal, iniciar la alimentación oral, en forma progresiva y, no sé si sea conveniente aplicar quimioterapia adyuvante, en vista de que la de inducción preoperatoria fue bien tolerada, al parecer con muy buena respuesta.

—¿Quién quiere opinar al respecto?

El residente de medicina interna, que estaba en su rotación por el servicio de gastroenterología, dijo con aire de suficiencia y tono doctoral: "Opino que si es conveniente administrar quimioterapia adyuvante, seguramente con la cirugía algunas células tumorales pasaron a la circulación y pueden implantarse a distancia, o existir metástasis pequeñas que no se vieron durante la cirugía".

—Metástasis ¿De qué tamaño?

—De un milímetro o más pequeñas.

—Y ¿Estas micrometástasis, tienen importancia?

—Sí doctor, en una metástasis de un milímetro o más pequeña puede haber hasta un millón de células tumorales, las que después se reproducen y pueden a su vez dar lugar a otras metástasis.

—Así es, el objeto de la quimioterapia pre y posoperatoria es destruir las células neoplásicas que pasaron a la circulación o se implantaron en órganos distantes por vía sanguínea o linfática.

Dirigiéndose a otro de los residentes preguntó: "Usted doctor, díganos ¿Cuál es el pronóstico de esta enferma?"

—No muy bueno, a pesar de que pudo extirparse el tumor y de la quimioterapia pre y posoperatoria puede haber recidiva tumoral, ahora bien las posibilidades de sobrevida a cinco años son bajas, por lo avanzado de la neoplasia cuando la paciente se operó.

—Tiene usted razón, la sobrevida prolongada a cinco años o más, solamente se consigue cuando los enfermos se operan en su fase inicial, lo que en raras ocasiones ocurre en nuestro país, en cambio en otros países, como Japón, donde el carcinoma gástrico es muy frecuente, existe una campaña permanente para su detección oportuna, como la que se realiza en México para el cáncer cervicouterino, se realizan endoscopias hasta en unidades móviles y en personas aparentemente sanas, sólo de esta manera se pueden diagnosticar carcinomas *in situ*, perfectamente curables por cirugía, con buen pronóstico y sobrevida prolongada ¿Hay alguna otra observación o pregunta?

Ante la falta de respuesta, agregó: "De ser así, damos por terminada la visita, los responsables del sector por favor terminen de poner los expedientes en orden, transcriban las notas clínicas del día y las órdenes médicas y, cuando hayan acabado de hacer las curaciones de los enfermos, nos alcanzan en consulta externa".

Acompañado del médico adscrito, un residente de segundo año, un residente de primer año y dos internos, el Jefe de servicio se encaminó a consulta externa, para revisar las historias clínicas de los enfermos de primera vez, los exámenes de laboratorio y gabinete de los subsecuentes y otorgar las consultas de control a pacientes operados o sometidos a tratamiento médico.

Después de recorrer un buen número de metros de escaleras y pasillos, al pasar por el gran mural sobre la historia y avances de la medicina, ahora parcialmente oculto por la nueva construcción del edificio de consulta externa, uno de los internos se atrevió a decir.

—Doctor ¿Puedo hacerle una pregunta?

Sin dejar de caminar, aunque disminuyendo el paso, "el patrón", como le llamaban los becarios, respondió: "Sí doctor, diga".

—¿Por qué se retardo tanto el diagnóstico de la enferma, acaso no tenía molestias que hicieran pensar que podría tener un tumor?

—Es una pregunta interesante, seguramente sí tenía muchas molestias, las que a pesar de las medicinas cada día eran mayores, pero la paciente confiaba en el tratamiento que le estaban dando, razón de más viniendo de su hijo, indudablemente que había un componente sentimental. De aquí se derivan varias interrogantes ¿Se justifica dar tratamiento sin haber estudiado bien a los enfermos? ¿Los médicos deben ver a sus familiares? la fe, la confianza en un médico o un tratamiento ¿Puede ser contraproducente y retrasar el diagnóstico?

El médico interno dijo titubeante: "Pienso que no se justifica prescribir un tratamiento sin tener el diagnóstico, aunque sean familiares, pues hay que ver bien a los enfermos, total si uno no sabe lo que tiene el enfermo, se puede preguntar a otro compañero. Con relación a la fe en un médico o una medicina, no sé que decir".

"Efectivamente, estoy de acuerdo con lo que dice, con respecto a la confianza que el paciente tiene en su médico, esta debe ganarse y justificarse, es mucho lo que el médico puede hacer para ayudar psicológicamente a los enfermos, pero lo que no es válido es que se pierda un tiempo valioso para un diagnóstico oportuno y un tratamiento adecuado".

—¿Usted piensa que los médicos no deben atender a sus familiares?

—No puedo contestarle en forma categórica, lo que sí puedo decirle es que cuando un médico atiende a un ser querido con frecuencia se minimiza o se exagera el problema, es difícil colocarse en el justo medio. Afortunadamente, casi siempre se puede contar con la opinión o la ayuda de un colega. Otro problema serio es cuando el enfermo es otro médico.

—¿Por qué? yo pienso que los médicos refieren mejor sus síntomas.

—No siempre doctor, los médicos somos los peores enfermos, o exageramos las molestias, somos un poco hipocondríacos, ustedes mismos cuando estudiaban una enfermedad se identificaban con ella y poco después creían que ya la padecían, percibían sus síntomas; otras veces minimizamos las molestias, nos automedicamos y lo peor es que casi siempre es con terapia sintomática.

—Y ¿Siempre pasa así?

—No, no siempre, déjenme platicarles brevemente el caso de un médico, familiar mío, un tío que presentó precisamente un cáncer gástrico, por ser médico prácticamente vivió la historia natural de su enfermedad y describía con claridad su evolución, hasta su muerte, tuvo una reacción muy peculiar.

Después de una breve pausa prosiguió: "Mi tío, don Cándido, fue un médico a la antigua, en su juventud fue médico de las fuerzas de Emiliano Zapata y posteriormente siempre vivió de su práctica profesional privada, en su modesto consultorio. Nunca contrajo matrimonio para atender a sus dos hermanas mayores, hasta que éstas murieron y se quedó solo. Pues bien, un buen día comenzó con molestias abdominales con dispepsia como él las llamaba, una palabra que no dice nada o dice mucho, después de algunos meses de tratamiento sintomático por automedicación aceptó que le hicieran una serie esófagogastroduodenal, en la que se apreció una gran tumoración infiltrante en cuerpo y antro, a partir del momento en el que conoció el diagnóstico no aceptó que le hicieran ningún otro estudio".

—Y ¿Cómo evolucionó el enfermo?

—El dolor continuo, cada vez fue más intenso, se presentaron vómitos, al principio de contenido alimentario, posteriormente de retención y presentó dos episodios de sangrado de vías digestivas altas, cada vez comía menos y sus condiciones generales se deterioraron paulatinamente, como era muy mal hablado decía —ya sabes el tarugo tumor ya me esta tapando el píloro y por eso vomito, mientras tanto, por acá el pendejo cada vez peor— se fue consumiendo poco a poco.

—¿Que tiempo vivió el doctor?

—Desde que se hizo el diagnóstico poco menos de cuatro meses, eso si con estoicismo, se le aplicaban analgésicos potentes y se alimentaba con purés y papillas, al final, cuando ya no pudo comer nada, aceptó que lo hospitalizáramos y se le canalizara una vena, se administraron solamente soluciones electrolíticas, analgésicos, opiáceos y sedantes, para evitar su sufrimiento, hasta donde fuera posible, aunque, como antes les decía, describía perfectamente sus síntomas que correspondían a la evolución de su enfermedad, estaba consciente de lo que tenía, lo aceptó con entereza, vivió su evolución inexorable hasta su muerte. Al final tuvo una muerte tranquila a la edad de 91 años.

—Y ¿La reacción de los médicos ante la enfermedad siempre es así?

—No doctor, de ninguna manera, algunas veces la reacción es contraria, o bien el médico no acepta el diagnóstico con un falso optimismo, o bien, cae en la angustia, la desesperación o la depresión, algunos médicos con enfermedades incurables han llegado al suicidio, en fin, en alguna otra ocasión tendremos oportunidad de platicar sobre este problema, por ahora vamos a consulta, que los enfermos nos están esperando.

El grupo aceleró el paso y se dirigió hacia consulta externa, al llegar al consultorio, donde por ser miércoles estaban citados los enfermos con patología gastroduodenal, el "patrón" le dijo a la enfermera.

—Por favor señorita, llame al primer enfermo.

—Como no doctor. La enfermera tomó la carpeta que ocupaba la parte superior de una pequeña pila de expedientes y radiografías, salió del consultorio y llamó al primer enfermo.

—Maurilio, pase por favor.

Con paso lento se aproximó un paciente de aproximadamente 50 años de edad, delgado, pálido, quien con las rodillas juntas se sentó en la silla colocada frente al escritorio.

—Bien don Maurilio, veo que ya tiene bastante tiempo enfermo.

—Sí doctor, como tres o cuatro años

—En la nota de envío nos refieren que usted se queja de llenura después de las comidas, dolor en la parte alta del abdomen, eructos, náuseas y vómitos ¿Es correcto?

—Sí doctor, inclusive a veces se me regresan pedazos de comida cuando eructo, por las molestias cada vez como menos y he bajado de peso.

—Últimamente ¿ha modificado su dieta?

—Sí doctor, sólo me alimento con líquidos y papillas.

—¿Quién hizo la historia clínica?

—Yo doctor, respondió el residente de tercer año.

—¿Ya solicitó exámenes de laboratorio y otros estudios auxiliares para completar el diagnóstico?

—Sí doctor.

—Muy bien, entonces por favor lea su resumen clínico

—Es un paciente del sexo masculino, en la quinta década de la vida, con dolor en epigastrio de cuatro años de evolución, tipo ardoroso o vacío "hambre dolorosa", el que calma con la ingestión de alimentos. Mediante un estudio radiológico y endoscópico se llegó al diagnóstico de úlcera duodenal, se instituyó tratamiento con dieta blanda, inhibidores de la bomba de protones y antiácidos, dos tratamientos contra el *Helicobacter pilory*, con lo que remitió la sintomatología. A partir de entonces ha tenido periodos asintomáticos de tres a cuatro meses, que alternan con periodos de igual duración en los que nuevamente presenta molestias, las que remiten mediante el tratamiento indicado. Desde hace cinco meses aumentó la intensidad del dolor, es casi continuo, pungitivo, con sensación de plenitud, se acompaña de náuseas y vómitos, inclusive de alimentos ingeridos el día anterior, el enfermo ha perdido casi diez kilos en los últimos cinco meses.

"En la exploración encontramos a un paciente pálido, con discreta deshidratación, mucosas secas, tórax normal, abdomen plano, dolor en abdomen superior, chapaleo hidroaéreo, peristalsis normal, no hay visceromegalia ni masas tumorales. El laboratorio informó discreta disminución de la hemoglobina (Hb) a 12.1 g. En la SGD de control, tres años después de la primera, se encontró el estómago dilatado, con líquido de retención, el bulbo duodenal muy deformado, con paso difícil del bario por un trayecto filiforme. En la endoscopia el esófago fue normal, estómago dilatado con abundante líquido de retención, gastritis antral, píloro excéntrico, no fue posible que el endoscopio pasara a duodeno."

—Muy bien doctor ¿Cuál es su diagnóstico y qué tratamiento propone?

—El paciente es portador de una úlcera duodenal cuya cicatrización ha dado lugar a estenosis, con dificultad para el vaciamiento gástrico.

—Así es, actualmente contamos con muy buenos medicamentos para el tratamiento de la úlcera péptica, en el caso de don Maurilio, también cicatrizó la úlcera que dio lugar a estenosis ¿Qué tratamiento propone?

—Bueno, se trata de una úlcera complicada y el tratamiento debe ser quirúrgico, prácticamente ahora las complicaciones son las únicas indicaciones para cirugía.

—En efecto, actualmente la mayor parte de la cirugía por úlcera péptica se realiza por sus complicaciones ¿Cuál procedimiento sería el aconsejable?

—Podría hacerse vaguectomía y una derivación, posiblemente gastroenteroanastomosis, pero tratándose de un estómago retencionista y dilatado, es preferible no hacer vaguectomía, para no interferir con el vaciamiento gástrico, así que me inclinaría por una antrectomía con cierre del muñón duodenal y gastroenteroanastomosis, tipo Billroth II. Por la deformidad y fibrosis del duodeno se dificulta una reconstrucción tipo Bilrroth I, con gastroduodenoanastomosis.

—Muy bien doctor ¿Cuál es el pronóstico?

—Si no hay complicaciones, el pronóstico es bueno.

Intervino el Jefe del servicio, quien se dirigió al paciente, diciéndole: "Ya escuchó don Maurilio, de tal manera que si está de acuerdo, se operará la semana entrante, se internará dos días antes para lavar el estómago y evitar complicaciones".

—Estoy de acuerdo doctor, dijo el enfermo.

Dirigiéndose al residente le dijo: "Por favor, haga los trámites correspondientes para su internamiento y la programación de la cirugía para el jueves de la próxima semana."

El siguiente paciente era Juan, de 43 años, más delgado y pálido que su antecesor. El Jefe de servicio preguntó: "¿Ya tenemos todos los estudios de este enfermo?"

—Sí doctor, respondió el residente de segundo año.

—Por favor, haga un breve resumen.

—Don Juan es un paciente en la quinta década de la vida, quien por padecer una úlcera péptica de seis años de evolución fue operado hace dos años en un hospital del interior del país, donde se realizó gastrectomía subtotal del 70%, con gastroenteroanastomosis tipo Bilrroth II. La evolución posoperatoria inmediata fue satisfactoria, pero después de la ingestión de alimentos presenta mareos, náuseas, sudoración fría y diarrea, diagnósticado como "Síndrome de Dumping", el que ha sido rebelde a las medidas dietéticas y medicamentos prescritos. En la exploración encontramos un paciente con signos vitales normales, adelgazado, con disminución de la masa muscular, lengua lisa, abdomen con cicatriz media supraumbilical, no hay dolor, pero el peristaltismo está muy aumentado.

—¿Qué se encontró en los exámenes de laboratorio y en el resto de los estudios? Mencione sólo los que estén alterados.

—La biometría hemática informó Hb de 10.6, proteínas 4.8 g con 2.4 g de albúmina, la química sanguínea es normal. En la SGD se encontró vaciamiento gástrico acelerado, los pliegues yeyunales están edematosos y el tránsito intestinal es rápido.

Dirigiéndose a uno de los internos que estaba distraído, el médico adscrito preguntó: "¿Usted, cuál piensa que deba ser el manejo de este enfermo?"

—No sé doctor, ya le dieron tratamiento con dieta y medicinas y no se le quitaron las molestias.

Intervino el Jefe de servicio y se dirigió el residente de tercer año encargado del caso: "Y usted doctor que ha estado más cerca del enfermo y seguramente ha estudiado su problema ¿Cuál debe ser su manejo?"

—Bueno, en realidad el enfermo llevó su tratamiento en forma irregular, tal vez se deba insistir en un manejo conservador con dieta fraccionada seca, iniciar las comidas con un alimento grasoso, sólido, para retardar el vaciamiento gástrico, evitar líquidos azucarados, no tomar agua u otros líquidos con las comidas, insistir con medicamentos anticolinérgicos, antiserotonínicos y posiblemente ansiolíticos, desde luego indicar un complemento alimenticio, hierro y vitaminas.

—¿Durante cuánto tiempo? Y si el tratamiento fracasa ¿Cuál sería la alternativa?

—Cirugía, convertir la reconstrucción Bilrroth II en Bilrroth I, con gastroduodenoanastomosis terminoterminal, de ser posible con la interposición de un asa antiperistáltica de yeyuno entre el estómago y el duodeno, para retrasar el vaciamiento del estómago.

—Esta cirugía no es sencilla, la técnica de Henle, tratándose de una reintervención tiene sus bemoles, así que ya escuchó don Juan, primero se debe intentar un tratamiento conservador, el que bien llevado puede dar buenos resultados, de lo contrario estaría indicada una nueva intervención quirúrgica, con sus respectivos riesgos — ¿Qué dice don Juan, cree poder llevar el tratamiento en forma adecuada?

—Claro mi Doc, sobre todo, si con eso se evita una nueva operación.

—Muy bien, de ser así —dirigiéndose al médico residente le indicó— por favor doctor, dé al enfermo las indicaciones precisas de la dieta y medicamentos que debe tomar, si no hay alguna otra pregunta o comentarios veamos al siguiente enfermo.

La enfermera llamó a Matilde, paciente de 47 años, originaria de Tamaulipas, donde por presentar úlcera péptica de localización y gravedad fuera de lo común había sido operada en tres ocasiones en los últimos tres años.

En la primera operación se realizó vaguectomía selectiva y piloroplastia, pero la úlcera recidivó y presentó sangrado importante.

En la segunda operación se efectuó vaguectomía troncular y gastroenteroanastomosis, sin embargo, presentó úlcera de boca anastomótica, la que se perforó a colon con la formación de una fístula gastroenterocólica.

En la tercera operación se resecó en bloque estómago, colon transverso y yeyuno, incluyendo la fístula, se dejó únicamente el 20% del estómago con nueva gastroenteroanastomosis. La enferma continuó con dolor y en una nueva endoscopia se detectó una úlcera de boca anastomótica, la que se controla parcialmente con fármacos inhibidores de la secreción gástrica, por lo anterior la enferma fue enviada para su estudio y tratamiento.

Después de revisar el expediente el Jefe de servicio preguntó: "¿Quién está a cargo de esta enfermita?"

—Yo doctor, contestó el residente de tercer año, la he estado estudiando conjuntamente con el médico adscrito.

—Si ya se completo el estudio, tenga la bondad de leer su resumen.

—Bueno, únicamente faltan los resultados de la gastrina sérica con estímulo de calcio. En la endoscopia se comprobó la presencia de una úlcera de boca anastomótica, la secreción basal de HCl fue de 10.6 mEq/h después del estímulo máximo con histamina sólo aumento a 12.3 mEq/h.

—¿Por qué cree usted que aumentó tan poco?

—Pienso que se debe a que ya existe un estímulo basal importante, posiblemente por la gastrina circulante, que fue de 485 pg/mL se solicitó la determinación de gastrina sérica después del estímulo con calcio simultánea a la determinación de la secreción de HCl, porque no contamos con secretina, pero todavía no tenemos los resultados.

—Dadas las circunstancias, lo más probable es que se obtenga un aumento importante de la gastrina sérica, que coincide con el incremento de la secreción de HCl, ya que el calcio es intermediario del estímulo hormonal de las células parietales que secretan el ácido ¿Qué otro estudio se ha hecho?

—Se realizó una tomografía axial computarizada (TAC) de abdomen con medio de contraste, en la que se vio un tumor en la unión del cuerpo con la cola del páncreas de 8 por 10 cm, además algunos defectos de llenado en hígado compatibles con metástasis.

—Esta bien, pasemos a explorar a la enferma.

Curiosamente las condiciones generales de la enferma no eran tan precarias como era de esperarse, de baja estatura, morena, en quien se apreciaban las estrías cutáneas por la perdida del panículo adiposo, en el abdomen se encontró una cicatriz media supraumbilical que se prolongaba hacia la izquierda, con una hernia incisional pequeña en la parte superior. La Hb era de 11.6 g y la albúmina se había mantenido por arriba de 2.5 g.

Después de la exploración pasaron al consultorio adjunto para discutir el diagnóstico y tratamiento de la enferma.

—Muy bien, comencemos con el residente de primer año ¿Usted que piensa doctor?

—Si ya hay metástasis en hígado no hay nada que hacer, no se si pueda servir la quimioterapia paliativa.

Dirigiéndose al residente de segundo año, le preguntó: "¿Cuál es su opinión?"

—Estoy de acuerdo, la neoplasia está muy avanzada y no hay nada que hacer.

—Usted doctor, que estudió el caso y seguramente ha estado revisando todo lo concerniente a esta enferma ¿Qué piensa?

—Creo que se trata de un Síndrome de Zollinger Ellisson, o sea una úlcera péptica recidivante consecutiva al estímulo de la secreción de HCl, por la gastrina liberada por el tumor pancreático.

—La opinión de sus compañeros posiblemente se basa en la presencia de un tumor en páncreas y metástasis en hígado, sabemos que cuando son malignos son muy agresivos, pero hay que recordar que se trata de un tumor endocrino, un APUDoma, por lo que su evolución y manejo es diferente, por lo tanto, aunque se trate de un gastrinoma maligno de páncreas, su agresividad es menor que la de los adenocarcinomas, por lo que se debe intentar su extirpación, con lo que el crecimiento de las metástasis se detiene, inclusive involucionan, por otra parte estos tumores responden a la quimioterapia adyuvante ¿Con qué fármacos?

—Con estreptozotocin y 5-fluoracilo.

—De acuerdo —miró al médico adscrito que con movimientos de la cabeza afirmaba lo dicho por el residente, interrogándolo— ¿Tiene algo que agregar?

—No. Estoy totalmente de acuerdo.

—Entonces, por favor vigile que se hagan todos los trámites para el internamiento y la programación de la cirugía.

—La enfermera salió y llamo a Elpidio, enfermo de 54 años, longuilíneo, con ropa holgada, quien nerviosamente se sentó en la silla que se encontraba frente al escritorio. Elpidio, originario de un pequeño pueblo de Michoacán, llego a ocupar un importante cargo administrativo en una empresa de partes automotrices, pero nueve meses antes se quedó sin trabajo cuando la empresa decidió limitar su campo de operaciones y liquidar a parte del personal, a partir de entonces se exacerbó su "gastritis" o "dispepsia" como él llamaba a su enfermedad, el dolor en epigastrio aumentó de intensidad y se hizo continuo, dos meses después presentó hematemesis y melena que lo llevó a estado de shock, por lo que fue internado en un hospital, donde inicialmente lo manejaron con soluciones electrolíticas, lavado gástrico, inhibidores de la secreción gástrica, plasma y transfusiones sanguíneas, después de la transfusión de seis unidades de paquete globular se decidió su tratamiento quirúrgico.

El Jefe de servicio fue llamado a una junta administrativa del Cuerpo de gobierno del hospital "urgente", por lo que se dirigió al médico adscrito: "Por favor, termine la consulta y si hay algún problema me informa después de la junta".

El médico adscrito tomó el liderazgo y se dirigió al residente de segundo año: "Haga un resumen breve del tratamiento y la evolución del enfermo".

—Como ya se mencionó, el paciente fue operado fuera de esta institución hace siete meses, por una úlcera duodenal sangrante terebrada a páncreas, se realizó gastrectomia subtotal con reconstrucción tipo Bilrroth II con la técnica de Hoffmeister, pero como el duodeno se encontró con fibrosis, edematoso, adherido a páncreas, no fue posible cerrar el muñón duodenal, de tal manera que se dejó una duodenostomía con una sonda de Foley No 24, la que se fijo con una jareta. La evolución fue satisfactoria, el tránsito intestinal se restableció al tercer día, la herida cicatrizó sin complicaciones, por lo que fue dado de alta a los ocho días.

—¿Cuál fue el manejo de la duodenostomía?

—De hecho, fue dado de alta con la sonda de duodenostomía abierta, la que en un principio drenaba entre 300 y 400 mL de líquido biliar, el drenaje disminuyó paulatinamente y la sonda se cambio cada 15 días por otra de menor calibre: 22, 20, 18, 16 y 14 French, cuando el drenaje disminuyó de 20 a 30 mL en 24 horas. se retiró la sonda y el orificio cerró en un lapso de cinco a seis días, esto fue hace dos semanas.

—¿Cómo se encuentra el enfermo?

—Bien, ingiere una dieta normal, ya hasta come tacos y antojitos, al principio perdió más de 10 kilos, pero en los últimos meses ya recuperó tres.

—Muy bien, don Elpidio, pues podemos decir "que está ya la brincó", así que el día de hoy lo vamos a dar de alta, pase con el doctor para que le dé indicaciones acerca de su dieta y medicamentos, tendrá que acudir a consulta de control cada seis meses, ya sea en este hospital, con el médico que lo operó o en su clínica con el médico familiar, lo que le quede más cerca.

Cuándo el paciente salió, uno de los internos preguntó: "El dejar un tubo en la barriga para que esté saliendo el jugo duodenal ¿No aumenta las molestias y la morbilidad?"

—Las molestias posiblemente sí, es muy molesto traer en el abdomen "no en la barriga" una sonda no "un tubo" por días, semanas o meses, pero este procedimiento precisamente se hace cuando es difícil cerrar el muñón duodenal, por lo que existe el peligro de dehiscencia, fístula y peritonitis. La duodenostomía le da seguridad al enfermo, disminuye la morbilidad, en lugar de tener una fístula posoperatoria que contamina la cavidad peritoneal y produce sepsis, se tiene una fístula controlada desde el principio, como sucedió con don Elpidio, no requirió otra operación para cerrar la duodenostomía, pues aunque la evolución fue larga, la recuperación a largo plazo ha sido satisfactoria, cuando la duodenostomía está bien indicada, es una buena alternativa ¿Hay alguna otra pregunta?

—No.

—De ser así, terminemos la consulta, acaben de hacer todos los trámites de internamiento y la programación quirúrgica, y nos vemos en la sesión clínicopatológica a la una de la tarde, hasta luego doctores, adiós señorita.

CAPÍTULO 3

INTESTINO DELGADO

El intestino delgado tiene de cinco a seis metros de longitud cuando está extendido, las funciones del yeyuno y del íleon son múltiples, principalmente secreción de agua, moco, electrólitos, enzimas y hormonas, por esto último se considera que el intestino es la glándula más grande de la economía, en él se realiza la absorción de agua, electrólitos y nutrimentos. Cuando estas funciones se interrumpen por extirpación de segmentos grandes del intestino, patología inflamatoria o tumoral, aparece sintomatología más o menos severa, de acuerdo con la extensión de intestino perdido o afectado y la extensión del intestino residual funcional, ya que el intestino tiene un gran potencial de recuperación, por lo que pequeños segmentos de intestino sano por su dilatación, hipertrofia de sus pliegues y sus papilas multiplica la superficie absortiva y puede suplir la función del intestino faltante.

La patología intestinal es muy frecuente en los servicios de gastroenterología y cirugía de todos los hospitales, en los últimos años es común la tendencia de agrupar a los enfermos con patología de un órgano, o bien con patología con etiología o fisiopatología similar, de tal manera que se forman grupos de trabajo, servicios o días de consulta llamados "Clínicas", que concentran enfermos con características similares.

Así sucedía en aquel hospital privado, en el cual por atender muchos pacientes de origen extranjero se tenía la oportunidad de ver enfermos con patología poco frecuente en otras instituciones del país, tanto de la Ciudad de México, como de otras ciudades del interior. Lo anterior dio lugar a que se integraran "la clínica de intestino delgado y la clínica de colon", que atendían tanto a los enfermos hospitalizados, como a los pacientes en consulta externa, durante el periodo de estudio preoperatorio o durante el periodo de control posoperatorio.

Eran las 7:30 horas de la mañana del lunes, después de la guardia de fin de semana, los médicos residentes en la cafetería hacían comentarios de la más diversa índole, antes de dirigirse a consulta externa.

—Yo tengo que ir a la consulta de cirugía, hacer las historias clínicas de los enfermos de primera vez, revisar a los subsecuentes y hacer las curaciones — dijo Rodrigo— me espera una mañana larga. Afortunadamente tuve una guardia sin mucho movimiento, solamente hubo dos ingresos y los pacientes de mi sector estuvieron de lo más tranquilos. Después de la visita, de las curaciones, las notas de rutina y las prescripciones, pude leer, ver televisión y descansar un poco.

—En cambio yo tuve una noche de perros —dijo Enrique—- ya saben, en terapia intensiva nunca hay oportunidad de descansar, entre revisión de pacientes, balance de líquidos, curaciones y cambio de prescripciones se te pasa la noche. En consulta externa casi siempre vemos tres o cuatro pacientes, se revisan sus heridas, se hacen curaciones y de acuerdo con sus condiciones se derivan a sus respectivos servicios con el médico tratante, así que casi siempre terminamos temprano, y a ti "mano" ¿Con quién te toca consulta?

—A mí me toca consulta de gastroenterología —dijo Luis— por suerte, pues anoche me la pase atendiendo a dos enfermos con sangrado de vías digestivas, por lo que casi no descansé, la consulta de "gastro" es ligera y rápida, te mantienes despierto con los chascarrillos de don José y sus eternos comentarios de futbol, si la situación se pone difícil, nada más comentas algo del club América y las aguas toman su cauce. Tomando sus últimos tragos de café dijo: "Bueno me voy corriendo a la consulta para revisar los expedientes y que no me agarren bailando en la loma."

En la consulta externa del servicio gastroenterología, el médico adscrito junto con los residentes revisaban a los pacientes y sus estudios, de tal manera que en la consulta con el Jefe del servicio sólo se discutían los problemas de diagnóstico o de manejo, con comentarios acerca del diagnóstico diferencial o alternativas de tratamiento, se le pedía su opinión a los médicos adscritos y a los residentes, por lo que realmente éstos acudían con gusto a la consulta, en la que, a pesar de su funcionamiento un cuanto informal, había buena enseñanza.

A las 8:30 horas se encontraban en el consultorio el Jefe del servicio, el médico adscrito, un residente de gastroenterología y uno de medicina interna, dos residentes de cirugía, así como dos médicos internos; habitualmente después de la lectura del resumen de los datos clínicos, exámenes de laboratorio y otros estudios auxiliares, se discutía el diagnóstico, manejo del enfermo, problemas por resolver y pronóstico, después de lo cual se pasaba al enfermo para volver a interrogarlo acerca de aspectos poco claros, explorarlo, informarle de las decisiones y darle indicaciones.

—Señorita ¿Cuántos enfermos tenemos citados y cuántos son de primera vez?

—Nada mas hay 10 enfermos citados y todos son subsecuentes, hoy no tenemos enfermos de primera vez.

—Que bueno, así terminamos temprano, porque a la una de la tarde juega la selección. Vamos a ver, comencemos con el primer enfermo.

Cuando Luis entró al consultorio ya se encontraba el Jefe del servicio, acompañado de su equipo revisando la lista de enfermos citados ese día.

—Buenos días doctor — dijo con sorna don José — ya que tenemos privilegio de contar desde temprana hora con su presencia ¿Quiere ponernos al tanto del estado actual y los problemas del primer enfermo?

Luis trago saliva, tomó el expediente y dijo arrastrando las palabras: "Sí, ya recuerdo, este paciente fue operado hace 10 meses, se le realizó una resección de 50 centímetros de íleon terminal, incluyendo el mesenterio y ganglios regionales, la evolución fue satisfactoria, ingiere su dieta habitual y el tránsito intestinal es normal. Se le cita cada seis meses para vigilancia y control, hasta ahora los marcadores tumorales han estado dentro de límites normales."

Reinterrogaron brevemente al enfermo, lo exploraron y después de algunas indicaciones dietéticas lo citaron en seis meses con nuevos exámenes de laboratorio.

Una vez que el enfermo hubo abandonado el consultorio, el Jefe del servicio preguntó al residente: "¿Cuál es el diagnóstico de este enfermo?"

—El enfermo tiene pólipos intestinales, coloración cutánea "café con leche" pigmentación de las mucosas, por lo que se diagnosticó como síndrome de Peutz Jeghers.

—¿Qué tipo de pólipos tienen estos pacientes?

—Habitualmente son hamartomas, formados por los propios tejidos del intestino.

—¿Cuál es el comportamiento de estos pólipos, son benignos o malignos?

—Aunque se trata de una enfermedad hereditaria, difiere mucho del comportamiento de otros padecimientos, como la poliposis familiar, en la que los pólipos tubulares se malignizan en el 100% de los casos si se dejan a su evolución natural, en cambio los hamartomas son benignos.

—Entonces ¿por qué se hizo una resección tan amplia, incluyendo el mesenterio y los ganglios regionales?

—Es que un pólipo creció muy rápido. Dio lugar a sangrado y cuadros incompletos de oclusión intestinal, además en el estudio histopatológico transoperatorio se informó adenocarcinoma en el componente mucoso del pólipo, por lo que se hizo la resección más amplia, no se encontró tumor en los límites quirúrgicos, en el mesenterio, ni en los ganglios.

—¿Cuál es el pronóstico?

—Es favorable, es poco probable que otro pólipo tenga esta evolución, pero de cualquier manera es necesario vigilar al enfermo.

—Muy bien doctor, este es un caso fuera de lo común, ya se sacó la espina, pero de cualquier forma procure en el futuro no llegar tarde a la consulta.

Los dos siguientes enfermos tenían diarrea, después de atenderlos, hacer la prescripción y recomendaciones dietéticas, surgieron preguntas y comentarios muy ilustrativos.

—Bueno doctores, ya vieron como el manejo de la diarrea no siempre es sencillo, cierto que la mayor parte de los cuadros diarreicos, infecciosos o no, son autolimitados y el tratamiento se concreta a medidas de sostén, hidratación, dieta y medicamentos sintomáticos, pero la situación se complica cuando la diarrea persiste a pesar de muchos tratamientos empíricos. Ya ven ustedes, el primer enfermo presentó diarrea durante varios meses, por lo que en varias ocasiones recibió antibióticos y antidiarreicos, sin ninguna respuesta favorable, hasta que se detectó *Giardia lamblia* en el líquido de aspirado duodenal, las pruebas inmunológicas en sangre y heces fueron positivas y la respuesta al metronidazol, a la dosis adecuada y por el tiempo necesario, fue muy buena.

Se dirigió a uno de los internos que estaba distraído: "¿Qué tan frecuente es este problema?"

—Tengo idea de que es frecuente en la infancia, es común que los niños en la escuela tomen agua y alimentos contaminados o sin las debidas medidas higiénicas.

—¿Por qué no se presentan brotes epidémicos graves?

—Bueno, no estoy seguro, tal vez porque generalmente se receta metronidazol para cualquier cuadro diarreico, lo que impide que la giardia y otros parásitos, como la ameba se desarrollen.

Intervino el médico adscrito: "Efectivamente, la mayor parte de los casos de giardiasis se controlan, aunque no se haya llegado al diagnóstico etiológico de certeza, pero en enfermos con disminución de sus defensas infectados por cepas enteropatógenas de giardia, si ocurren cuadros más severos que requieren tratamientos más prolongados."

— "En el otro paciente el diagnóstico no fue nada sencillo, también presentó diarrea, esteatorrea y disentería, con deterioro del estado general, al igual que el anterior enfermo no respondió al tratamiento con sintomáticos, antibióticos y antiparasitarios, incluyendo el metronidazol. Después de la atención del enfermo se procedió a los comentarios e intercambio de ideas."

—A ver colegas ¿Cómo se deben estudiar estos enfermos? ¿Cómo se llegó al diagnóstico? ¿Quién quiere opinar?

Luis, que a estas alturas ya había recuperado la confianza, contestó con voz segura que a los demás les pareció fatua: "Siguiendo el algoritmo para el diagnóstico del síndrome de mala absorción intestinal."

En primer lugar el nombre más apropiado no es síndrome de mala absorción intestinal, derivado del inglés (*malabsorption*) sino síndrome de absorción intestinal deficiente, aclarado este punto, por favor continúe.

—Decía que la para llegar al diagnóstico en estos enfermos, después del estudio clínico completo se solicitan los estudios de laboratorio y gabinete auxiliares, para valorar el estado nutricional y la absorción intestinal.

Volviendo la mirada hacia el médico adscrito, en forma por demás intencionada preguntó: "¿Cuáles estudios? ¿Quién quiere opinar?"

En forma no del todo espontánea, intervino el médico adscrito: "El primer estudio sería la determinación de carotenos en sangre, estos precursores de la vitamina A requieren sales biliares, enzimas pancreáticas y la integridad de la mucosa intestinal para su correcta absorción, por lo que constituye la primer prueba de escrutinio. En casos especiales deberá determinarse la eliminación de grasas por las heces fecales."

—Prueba muy laboriosa y molesta, pues es necesario que el enfermo tome una dieta fija en grasas durante cinco días y el procedimiento en el laboratorio es técnicamente difícil. A pesar de la campana de extracción, con frecuencia el laboratorio queda impregnado de un olor muy desagradable ¿Qué otra alternativa tenemos?

—La valoración cualitativa de la esteatorrea, mediante la tinción de las grasas en heces con Sudan III, la revisión en el microscopio permite observar la cantidad y tamaño de las gotas de grasa.

—Gracias doctor. Dirigiéndose nuevamente al residente preguntó. "¿Cuál sería el siguiente estudio?"

—Para determinar si existe problema de absorción intestinal es conveniente hacer la prueba de la D-xilosa, este monosacárido no requiere digestión para su absorción, por lo que es un buen indicador de la integridad de la pared intestinal, esta prueba es sencilla, se administran 25 g de D-xilosa por vía oral y se recolecta la orina de 5 h. Cuando hay alteraciones de la absorción intestinal se excretan menos de 5 g de D-xilosa en la orina de 5 horas.

—Así es, en esta prueba como nemotecnia hay que recordar el cinco como número mágico, cinco o múltiplo de cinco. Si esta prueba es normal debe valorarse la función pancreática, con la comida de Lund, la prueba de la secretina para determinar enzimas en el jugo pancreático, la absorción de trioleina y ácido oleico marcados, así como su corrección o modificación después de administrar enzimas pancreáticas. Ahora bien, para el diagnóstico etiológico ¿Con qué otros estudios auxiliares contamos?

—Desde luego con el tránsito intestinal con bario, en el que pueden observarse alteraciones de la motilidad y la morfología intestinal.

—Para conocer la etiología ¿Qué hacemos?

—Se toma una biopsia intestinal, a través del endoscopio o mediante una cápsula especial, en la mucosa intestinal se valora el grado de atrofia, el índice vellosidades–criptas, también puede verse la causa, bacterias, giardia o strongiloides.

—En este enfermo ¿En que se pensó?

—Se diagnosticó como sprue no tropical o enfermedad celiaca. Razón de más que los anticuerpos contra la gliadina fueron positivos.

—En cuanto al tratamiento ¿Qué comentarios tienen?

—Inicialmente, como en muchos pacientes con diarrea se pensó en sprue tropical y se trató con antimicrobianos y ácido fólico, sin obtener ninguna respuesta. Cuando se completó el estudio se inicio dieta sin gluten, se suprimieron los alimentos derivados del trigo con buena respuesta, aunque en las fases iniciales también se administraron corticoides por un lapso breve.

—Así es, algunas veces para suprimir la respuesta inmunológica a la gliadina que se encuentra en el gluten del trigo, es necesario combinar la dieta con corticoides.

Uno de los internos con cierto temor se animó a intervenir. "Yo he leído que la prueba de Shilling ayuda en estos casos ¿En qué forma ayuda al diagnóstico?"

—Mire doctor, la prueba de Shilling es útil para valorar el íleon terminal, se administra vitamina B_{12} marcada, la que se absorbe en este segmento intestinal y se cuantifica su excreción en orina, si la prueba está alterada puede repetirse agregando otras substancias para ver si se corrige, como ácido fólico, enzimas pancreáticas o antibióticos, lo que ayuda al diagnóstico diferencial ¿Qué otras causas de absorción intestinal deficiente conoce?

—Ya se mencionó la parasitosis por giardia o strongiloides, infecciones crónicas, enfermedad de Whipple, amiloidosis, sobrepoblación bacteriana, como sucede en las alteraciones del tránsito intestinal y en las asas ciegas, el linfoma intestinal, las resecciones intestinales extensas y la enfermedad de Crohn.

—¿Siempre las resecciones intestinales extensas dan lugar a síndrome de absorción intestinal deficiente?

—Depende de la extensión del intestino resecado, el sitio y la capacidad de adaptación del intestino remanente.

—¿Cómo es eso?

Al ver que ningún residente opinaba agregó. "Miren doctores, la simple dilatación del intestino multiplica por cinco la superficie de absorción, la hipertrofia de los pliegues la triplica, la hipertrofia de las vellosidades la quintuplica, mientras que el aumento e hipertrofia de las microvellosidades la multiplica por diez. Tal vez es conveniente que alteremos el orden de los enfermos citados, para continuar con este tenor, así que llamen primero a los tres pacientes que sufrieron resecciones intestinales, vamos a ver cómo nos los dejaron los cirujanos."

—Señorita, por favor pase a este paciente — dijo, entregando el expediente a la enfermera. "¿Quién esta a cargo de este enfermo?"

—Yo maestro, digo, yo doctor — intervino Luis — quien dio lectura a su resumen: "Este enfermo de 32 años de edad fue operado hace un año por una hernia inguinal estrangulada, el intestino estaba cianótico con compromiso vascular, por lo que después de reducirlo y reconstruir la pared, se procedió a efectuar una laparotomía media infraumbilical para revisar las condiciones del intestino, para valorar si se había recuperado su irrigación al permanecer unos minutos en el interior de la cavidad abdominal."

—Y ¿Cómo se encontró el intestino? ¿Qué se hizo?

—A un metro de la válvula ileocecal había una zona isquémica, por lo que se llevó a cabo la resección de 20 cm con anastomosis terminoterminal.

—¿Cuál fue su evolución?

—Buena, el enfermo fue dado de alta cuatro días después, estuvo bien durante 11 meses, con alimentación y transito intestinal normales. Pero hace un mes presentó dolor cólico en mesogastrio, náuseas, vómitos, bloqueo para heces y gases, con distensión abdominal y aumento del peristaltismo. Primero se trató con succión nasogástrica y soluciones parenterales, aparentemente se había resuelto la oclusión, pero volvió a aparecer el dolor, ahora continuo, con aumento importante de la distensión abdominal, apareció fiebre, en la biometría hemática aumentaron los leucocitos y formas en banda, por lo que al día siguiente se volvió a operar.

—¿Cuánto tiempo transcurrió entre el inicio de la sintomatología y la cirugía?

—Más o menos 24 horas.

—Este dato es muy importante ¿Cuáles fueron los hallazgos y qué se hizo?

—Se encontró líquido serohemático en la cavidad abdominal, una brida firme entre mesenterio y la pared abdominal, un asa de íleon terminal torcida y estrangulada por la brida, después de cortar la banda fibrosa se identificó una zona violácea de 80 cm de extensión, sin peristaltismo, por lo que se resecó un metro de intestino, la continuidad se restableció con una anastomosis terminoterminal a 30 cm de la válvula ileocecal, en dos planos y con puntos separados.

—¿Qué hubiera pasado si se opera antes, en las primeras horas de evolución de la oclusión?

—Posiblemente hubiera bastado cortar la adherencia fibrosa, tal vez la circulación del intestino se hubiera restablecido y no hubiera sido necesario resecarlo.

—Muy bien, pero el hubiera no existe. ¿Cómo le fue esta vez?

—Nuevamente evolucionó bien, estuvo internado por ocho días, la herida cicatrizó sin contratiempos, esta ingiriendo una dieta normal y defeca una vez al día con caracteres normales.

Pasaron al enfermo, lo reinterrogaron y exploraron, comprobaron que se encontraba asintomático, por lo que lo dieron de alta, solamente con algunas recomendaciones dietéticas, como evitar alimentos muy abundantes, exceso de lácteos y féculas.

Don José hizo énfasis en la capacidad de recuperación del organismo, en la capacidad de adaptación del intestino, pues a pesar de dos intervenciones quirúrgicas de urgencia, con dos resecciones intestinales, el enfermo estaba prácticamente sano "a pesar de los cirujanos" comentó con tono burlón. Los residentes de medicina interna y gastroenterología festejaron el chascarrillo, mientras que los de cirugía movieron la cabeza como muestra de desaprobación.

—No perdamos más tiempo, pasemos al siguiente enfermo. Doctor haga un resumen breve del caso.

Recordando las indicaciones previas de referirse a los enfermos por su nombre, el residente de cirugía dijo:

—El caso, digo el enfermo se llama Pedro, tiene 29 años de edad, hace 18 meses presentó un cuadro abdominal agudo, con dolor en el cuadrante inferior derecho del abdomen, vómitos incoercibles, bloqueo para la eliminación de heces fecales y gases, aunque expulsó por recto un poco de líquido sanguinolento con moco.

—Está bien y ¿Qué pasó con don Pedro?

—En el servicio de urgencias lo hidrataron y le colocaron succión nasogástrica, sin obtener ninguna mejoría, por lo que lo intrervinieron quirúrgicamente. Se encontró una intusucepción ileocólica, la que no se pudo reducir con maniobras externas, por lo que fue necesario resecar 40 cm de íleon terminal, ciego y el colon ascendente, la continuidad se restableció por medio de anastomosis de íleon terminal a colon transverso.

—La intusucepción en el adulto es rara, esta patología se presenta con frecuencia en niños, por la incoordinación motora, en el adulto debe haber alguna causa asociada que favorezca la intusucepción. ¿Qué informó el estudio histopatológico?

—Se encontró intusucepción de 20 cm de íleon dentro del ciego y colon ascendente, con un tumor como cabeza de ella, con necrosis del intestino afectado hasta la válvula ileocecal. El estudio histopatológico informó que el tumor de 2.8 por 2.5 cm con base estrecha correspondía a un lipoma.

—Ya ven ustedes, en este enfermo el tumor impulsado por el peristaltismo arrastró a la mucosa hasta invaginarla en la parte distal, seguramente antes del cuadro oclusivo este enfermo ya tenía dolor cólico y dificultad para el tránsito intestinal ¿No es así doctor?

—Efectivamente maestro, así fue — dijo el residente, acentuando sus palabras para quedar bien con el Jefe.

—¿Cómo evolucionó este paciente?

—La evolución posoperatoria inmediata fue satisfactoria, fue dado de alta en buenas condiciones diez días después de la operación, pero tiene diarrea con cuatro a seis evacuaciones líquidas en 24 horas, sin dolor, moco o sangre, las que se presentan a pesar de la dieta y medicamentos prescritos.

—¿Qué dieta y cuáles medicamentos?

—Dieta blanda, sin lácteos, líquidos hipertónicos, féculas, ni condimentos, bueno, pues sin antojitos mexicanos y con medicamentos anticolinérgicos y loperamida cuando se presenta la diarrea.

Llamaron al paciente, lo reinterrogaron, lo exploraron y revisaron los exámenes de laboratorio, había perdido ocho kilos, el abdomen, excluyendo la cicatriz quirúrgica, era normal. Hicieron algunas modificaciones a la dieta, prescribieron algunos medicamentos para inhibir el peristaltismo, vitaminas y un complemento alimenticio polimérico sin lactosa y lo citaron tres meses después para revisión.

Una vez que el enfermo salió del consultorio, como de costumbre, don José hizo las consideraciones finales. "Estos casos, mejor dicho la patología y evolución de estos enfermos es muy ilustrativa, el primer enfermo fue sometido a dos intervenciones quirúrgicas de urgencia, se le extirpó más de un metro de íleon, pero se conservó la válvula ileocecal, ingiere una dieta normal y esta asintomático, mientras que en el segundo la resección fue menor, una longitud menor a la mitad que en el primero, pero fue necesaria la inclusión de la válvula ileocecal y el colon derecho, el enfermo tiene diarrea de difícil control que ya ha afectado su estado nutricional, de ahí la importancia de tratar de conservar la válvula ileocecal y la mayor extensión posible de intestino ¿Hay alguna pregunta?"

Al no haber respuesta dijo a uno de los residentes: "Doctor, haga un resumen, sólo mencione lo más relevante del siguiente paciente."

—Doña Lucia tiene 62 años. Padece hipertensión arterial desde hace diez años, al parecer bien controlada por el cardiólogo, desde hace dos años se quejaba de dolor abdominal peri-umbilical después de los alimentos, sobre todo cuando eran muy abundantes, algunas veces asociado a meteorismo y evacuaciones de menor consistencia. Hace seis meses presentó un cuadro con vómitos y diarrea, diagnosticado como gastroenteritis, inicialmente se trató con antimicrobianos, antieméticos e hidratación oral, sin mejoría, por lo que se internó en un hospital, donde le aplicaron soluciones electrolíticas y antibióticos por vía intravenosa, pero el dolor persistió, con gran distensión abdominal y datos de sepsis, por lo que se intervino quirúrgicamente.

—¿Cuáles fueron los hallazgos? y ¿Qué se hizo?

— Encontraron líquido serohemático libre, las asas de intestino delgado aglutinadas, violáceas, con placas de franca necrosis y sin pulso en el mesenterio, se efectuó resección de casi todo el intestino, solamente quedaron 50 cm de yeyuno y de 15 a 20 cm de íleon, la reconstrucción se hizo con anastomosis terminoterminal con puntos separados, en un solo plano.

—¿Cómo evolucionó la enferma?

—En el posoperatorio inmediato muy bien, mejoraron las condiciones generales, cedió la acidosis, al tercer día ya se había restablecido el tránsito intestinal con evacuaciones líquidas, al principio sanguinolentas, toleró la vía oral y fue dada de alta ocho días después de la operación, sin embargo, ha continuado con diarrea, alrededor de diez evacuaciones líquidas al día, la que no se ha controlado con dieta seca, sin lácteos, la administración de fenoxilato o loperamida, por lo que se ha tenido que hospitalizar en varias ocasiones para hidratación y apoyo nutricional parenteral. Las condiciones generales de la enferma se han deteriorado y ya ha perdido 10 kilos.

—¿Alguien quiere opinar en relación al manejo de esta enferma y el pronóstico?

—¿Puedo hacer una pregunta? — intervino uno de los internos.

—Desde luego ¿Cuál es su pregunta?

—¿Por qué a pesar de que esta enferma conservó su válvula ileocecal, continúa con diarrea y no existe adaptación del intestino residual con tendencia a la mejoría?

—Está muy claro doctor, en esta enferma el segmento de intestino remanente es muy corto, medio metro más o menos, por lo que el tránsito intestinal es muy rápido, la válvula ileocecal no es suficiente para retardarlo, por otra parte, recuerde que se trata de una enferma con cardioangioesclerosis, con deficiente irrigación esplácnica, lo que desde antes le producía molestias después de las comidas, por angina abdominal, que a la postre dio lugar a un cuadro de trombosis mesentérica, resección intestinal extensa y un "Síndrome de intestino corto," además el intestino que aún se conserva no está bien irrigado y tiene menor capacidad de adaptación. Repito la pregunta ¿Qué podemos hacer por esta enferma? y ¿Cuál es el pronóstico?

El médico adscrito intervino: "Realmente se puede hacer poco. Tratar de mejorar sus condiciones generales, internarla de tiempo en tiempo para apoyo nutricional parenteral, o bien, incluirla en el programa de nutrición parenteral domiciliaria, que en realidad constituye lo que se ha llamado intestino artificial, con el consiguiente peligro de complicaciones infecciosas o metabólicas. Otra alternativa es operarla para intercalar un segmento de intestino antiperistáltico de ocho a diez cm de extensión, inmediatamente antes de la válvula ileocecal, lo que no esta del todo exento de morbilidad, ya que puede ocurrir isquemia, dehiscencia, peritonitis o presentarse cuadros de oclusión intestinal."

—Por lo anterior — dijo don José: — El segmento de intestino invertido no debe ser mayor de ocho cm y la operación la debe realizar un cirujano muy capacitado, con experiencia, usando una técnica depurada. En fin, pasen a la enferma para informarle lo relacionado con su problema y plantearle las posibles alternativas.

La enferma se sentó en un silla colocada frente al escritorio del Jefe de servicio, quien con voz amable y pausada le explicó: "Mire doña Lucía, entendemos lo que ha pasado en los últimos seis meses, pero su problema no está resuelto, existen dos posibilidades. Una que se le coloque un catéter subcutáneo, que usted en su casa prepare las soluciones que se le indiquen y se las aplique por medio de una bombita de infusión. La otra, es que vuelva a operarse, para que se haga un procedimiento que pueda controlar la diarrea." Con paciencia, pasó a explicarle los pormenores de la nutrición parenteral domiciliaria, los cuidados que es necesario tener, el costo y posibles complicaciones. De igual manera, le explicó los riesgos, molestias y posibles complicaciones de la cirugía con la interposición de un asa antiperistáltica.

—¿Cuál tratamiento es el mejor? ¿Cuál tiene menos peligro?

—Con los dos puede haber complicaciones, los dos tienen ventajas y desventajas, medítelo, platíquelo con su familia y dentro de ocho días, en la siguiente consulta nos resuelve.

Después de unos instantes de silencio, doña Lucía salió lentamente del consultorio, dejando a los presentes con la incertidumbre, en cuanto a su posible decisión y a su futuro.

El siguiente enfermo fue presentado por el residente de gastroenterología: "Marcos, de 23 años de edad, tiene una enfermedad de nueve años de evolución, era ampliamente conocido en los servicios de gastroenterología y cirugía. Después de dos a tres años con episodios diarreicos, presentó dolor cólico intermitente, con dificultad para defecar y canalizar gases por recto, además de fiebre, dolores articulares y lesiones dérmicas. Estas, inicialmente en cara, fueron diagnosticadas como acné juvenil y posteriormente aparecieron en todo el cuerpo. A la edad de 18 años presentó dolor intenso en fosa iliaca derecha, náuseas, vómitos, fiebre, así como bloqueo para el tránsito intestinal. A la exploración refieren la presencia de una masa dolorosa en cuadrante inferior derecho, distensión abdominal y aumento del peristaltismo, lo que junto con la leucocitosis y neutrofia, sustentó el diagnóstico de apendicitis aguda y la indicación del tratamiento quirúrgico.

Durante la operación encontraron las asas de íleon y el ciego aglutinados en un proceso inflamatorio, con aumento de tamaño de los ganglios linfáticos, la grasa del mesenterio se extendía cubriendo aproximadamente el 50% de la circunferencia del intestino, además a un metro en sentido proximal había un asa de intestino delgado de 25 cm de extensión con edema. Los cambios en mesenterio antes descritos, fibrosis y obstrucción casi completa de su luz, por lo que se llevó a cabo resección de 50 cm de intestino, la continuidad se restableció por medio de una anastomosis terminoterminal.

—¿Cómo informó el patólogo el estudio de la pieza quirúrgica?

—Enfermedad inflamatoria intestinal crónica, compatible con enfermedad de Crohn.

—¿Cuál ha sido el tratamiento? y ¿Cuál ha sido la evolución del enfermo?

—En el posoperatorio inmediato, además de las soluciones parenterales, se indicaron antibióticos, metronidazol y analgésicos, con buena respuesta, de hecho el enfermo fue dado de alta ocho días después de la cirugía.

—¿Después qué pasó? ¿Cómo se ha manejado?

—En cuanto cicatrizó la herida abdominal, se inició la administración de corticoides, que se han mantenido con una dosis de sostén baja. durante los últimos cinco años también ha recibido 5-aminosalicilatos, mesalamina, en forma intermitente, metrotexato y antiinflamatorios no esteroideos, para tratar las alteraciones y dolores articulares.

—¿Cuál ha sido la respuesta a este tratamiento?

—Al principio buena, remitieron los síntomas y signos abdominales, las lesiones cutáneas y los dolores articulares, pero hace dos años vuelve a presentar dolor cólico en mesogastrio, distensión abdominal, dificultad para defecar y canalizar gases por recto, por lo que fue necesario aumentar la dosis de corticoides y de inmunosupresores, hace seis meses se agrega la aparición de fístulas perianales, por lo que se inicia la administración de ciclosporina.

—En resumen ¿Cuál es el problema actual del enfermo? y ¿Cómo vamos a manejarlo?

—Bueno, las fístulas perianales cicatrizaron con la administración de ciclosporina, pero el dolor abdominal ha persistido, con disminución de la ingesta de alimentos, el enfermo ha perdido siete kilos, por lo que se internó durante tres semanas para apoyo nutricional parenteral. Se solicitó un tránsito intestinal y se le citó para revisar el estudio y decidir la conducta a seguir.

—A ver doctor — le dijo al médico residente: "Por favor ponga las radiografías en el negatoscopio, interprételas y mencione lo que considere más importante."

El residente colocó las radiografías en orden, las examinó con cuidado, sin atreverse a comentar nada, por lo que el Jefe del servicio lo increpó: "¿Qué pasa? Estamos esperando, no nos vamos a pasar aquí toda la mañana".

De tal manera que el residente no tuvo mas remedio que dar su veredicto: "La morfología, el vaciamiento del estómago y las asas de yeyuno son normales, pero en íleon se ven las asas aglutinadas, con pérdida del patrón de la mucosa y aquí se ve un asa con disminución de su luz, es una zona amplia de estenosis, lo que se alcanza a ver de colon es normal."

—Muy bien doctor, díganos ¿Cuál es su diagnóstico? y ¿Cuál debe ser su manejo?

—El diagnóstico más probable es el de enfermedad de Crohn, el enfermo ha presentado varios cuadros de suboclusión intestinal.

—No existe la suboclusión intestinal, hay o no hay oclusión intestinal, en todo caso podríamos decir episodios de oclusión intestinal parcial o incompleta, pero lo más importante ¿Cómo debemos manejar a este enfermo?

—Posiblemente con cirugía, resecar la zona estenosada.

—Y con esta operación ¿El enfermo queda curado?

—No, no creo, existe la posibilidad de recidiva.

—Cambiando de táctica se dirigió al residente de medicina interna: "Usted doctor ¿Qué piensa?"

Después de sobreponerse a la sorpresa y de un breve lapso de reflexión dijo — "Podría aumentarse la dosis de esteroides, administrar britesonida, un esteroide con pocos efectos colaterales y aun anticuerpos monoclonales".

—¿Cómo cuáles?

—Tal vez infliximab, dirigido contra el factor de necrosis tumoral.

—Buen comentario, aunque por lo avanzado de la enfermedad existen pocas posibilidades de que sean útiles. Pasen al enfermo, vamos a plantearle las posibilidades de tratamiento, lo que no va a ser fácil.

—Buenos días doctores.

—Buenos días Marcos, por favor siéntese, díganos ¿Cómo se ha sentido últimamente?

—No muy bien, sigue el dolor y se me inflama el vientre.

—Mire Marcos, ya revisamos sus estudios y sus radiografías, hay una zona del intestino que esta muy mal, se está cerrando, por lo que necesita una nueva operación.

—Otra operación y ¿Con esta operación quedaré bien?

—En forma inmediata sí, aunque siempre existe la posibilidad de que regrese la enfermedad.

—¿Después de la operación ya puedo dejar de tomar tantas medicinas?

—No Marcos, la operación es para quitar la parte más enferma del intestino, pero la enfermedad en el resto del intestino y en todo tu cuerpo sigue, por eso necesitas control y tomar las medicinas que sean necesarias, de por vida.

—Entonces ¿Qué gano con que me operen?

—Que se te quite el dolor, que puedas comer mejor, obrar y expulsar gases sin dificultad.

El enfermo se quedo pensando por unos momentos, al cabo de los cuales dijo: "Esta bien, si no hay otro remedio. ¿Qué le vamos a hacer? ¿Para cuándo me operan?"

—Podría ser la semana entrante. Si estás de acuerdo, firma la autorización y que te den la orden de internamiento.

Cuando Marcos salió del consultorio, don José hizo la esperada pregunta: "¿Hay alguna duda? ¿Tienen alguna pregunta?"

El interno que había permanecido callado dijo: "No entiendo por qué debe tomar medicinas de por vida y por qué puede haber recidiva de su enfermedad, si no es un padecimiento tumoral maligno.

A lo que el Jefe del servicio contestó remarcando sus palabras: "Mire doctor, la enfermedad inflamatoria intestinal, enfermedad de Crohn o ileitis regional, como también se llama, por cursar con zonas de intestino afectadas que alternan con zonas aparentemente sanas, no es una denominación muy afortunada, porque también pueden estar involucrados el colon, el recto y aún el estómago. Tiene un componente autoinmune que persiste después de extirpar la o las zonas más afectadas, por lo que se requiere vigilancia y tratamiento por tiempo indefinido, las recidivas ocurren por la misma razón. Es una enfermedad generalizada, cuya causa primaria es difícil de identificar y erradicar, pero de cualquier manera necesita tratamiento para evitar y controlar las manifestaciones generales, locales, intestinales o rectales ¿Está claro?"

—Si no hay otra pregunta veamos al siguiente paciente ¿Quién está a cargo de él? Para que nos lea su resumen.

—Yo doctor —dijo Luis: que a estas alturas ya se consideraba dueño de la situación, comenzó con voz clara y pausada: "Rodolfo es un enfermo de 19 años de edad, quien hace seis meses presentó un cuadro similar al que tuvo el enfermo que acabamos de ver, es decir, dolor en mesogastrio y fosa iliaca derecha, náuseas, vómitos, fiebre de más de 39 grados, cefalea, mialgias severas, leucocitosis y discreta neutrofilia, por lo que también fue operado con el diagnóstico de apendicitis aguda. Se efectuó incisión media infraumbilical, se encontraron tres perforaciones en íleon terminal, con natas de fibrina, líquido seropurulento libre y peritonitis generalizada, las perforaciones involucraban casi toda la circunferencia del intestino, por lo que se realizó resección intestinal de 30 cm, anastomosis terminoterminal en un plano, lavado de la cavidad abdominal y manejo posoperatorio con antibióticos."

—¿Cuál fue la evolución del enfermo? ¿Cómo se informó el estudio histopatológico?

— Los primeros días estuvo bien, cedió la fiebre y se restableció el tránsito intestinal; a los ocho días presentó signos de infección en la parte inferior de la herida quirúrgica, con aumento de volumen y de la temperatura local, se retiraron los puntos y se drenó un absceso fétido; dos días después se observó salida de contenido intestinal, por lo que se suspendió la vía oral y se instaló nutrición parenteral completa, la que se administró por cuatro semanas, al cabo de las cuales cerró la fístula y granuló la herida; paulatinamente se retiró la nutrición parenteral, al mismo tiempo que se aumentaba la alimentación oral. Desde hace cuatro meses, en que el enfermo fue dado de alta ingiere dieta normal y el tránsito intestinal también es normal. En el intestino extirpado se informó inflamación e hiperplasia de las placas de Péyer, compatible con salmonelosis.

—Muy bien doctor, hizo un resumen concreto y preciso, como para terminar de sacarse la espina, pero, eso no lo autoriza para que vuelva a llegar tarde a la consulta. Pasen al paciente.

Interrogaron al enfermo, lo exploraron, la cicatriz quirúrgica era gruesa e hipercrómica en la parte inferior, no se detectó hernia incisional, no había fiebre, la alimentación y defecación eran normales, por lo que dieron de alta al enfermo.

Cuando el paciente hubo salido el Jefe del servicio preguntó: ¿A ver doctores ¿Qué dudas tienen? ¿Qué diferencias y similitudes existen entre los dos últimos enfermos?"

El interno intervino: "¿Si en la salmonelosis habitualmente hay leucopenia ¿Por qué en este enfermo había leucocitosis y neutrofilia?"

—Por la infección peritoneal, con la participación de otros microorganismos diferentes a la salmonela. A ver usted, dijo repentinamente, dirigiéndose al residente de cirugía, díganos, ¿En qué se parecen y en qué se distinguen estos dos enfermos?

Luis volvió a hablar ahora con más confianza: "Los dos enfermos tuvieron una enfermedad inflamatoria intestinal, de hecho el primero aún la tiene, es portador de enfermedad de Crohn, padecimiento crónico que con frecuencia da lugar a fístulas, en este caso no las hubo, mientras que el segundo tuvo una enfermedad inflamatoria aguda, que habitualmente no ocasiona fístulas del intestino, si las presentó fue como complicación de la cirugía.

—Buena disertación, con buena mezcla de conceptos y juego de palabras, aunque el primer enfermo también presento fístulas, no intestinales pero si perianales. Ahora bien, en el segundo enfermo para prevenir la aparición de fístulas ¿No hubiera sido mejor hacer una ileostomía? Así tendríamos una fístula controlada desde el principio.

—No sé — intervino el médico adscrito: "Al fin y al cabo la fístula cerró con el tratamiento conservador, poner en reposo el intestino y nutrición parenteral, con lo que se evitó una nueva cirugía."

—Sí, pero estuvo internado durante cuatro semanas. La frecuencia de dehiscencia de suturas y fístulas después de una anastomosis intestinal en presencia de peritonitis es muy alta, con el peligro de peritonitis, por lo que una ileostomía es un procedimiento seguro que puede prevenir la sepsis. Cierto que el enfermo requiere una segunda operación para el cierre del estoma, pero ésta se realiza en un terreno sin infección, con el paciente en mejores condiciones. Los días de hospitalización y costo también son menores.

—Tal vez lo más relevante sea que mientras el primer enfermo tiene una enfermedad generalizada crónica, controlada, pero no curada, el segundo tuvo una enfermedad infecciosa generalizada de punto de partida y con manifestaciones intestinales, con complicaciones graves, las que se resolvieron satisfactoriamente, por lo que el enfermo se puede considerar curado.

—¿Quién es el responsable del siguiente enfermo? que lea el resumen clínico —dijo don José, ya inquieto por la cercanía del partido de futbol.

El médico interno comenzó: "Es una enferma que ya hemos visto varias veces en consulta, viene de."

—Sin preámbulos, al grano.

—Hace cuatro años la operaron en el servicio de gineco obstetricia, durante una salpinguectomía por enfermedad inflamatoria pélvica, encontraron al intestino delgado, entre yeyuno e íleon, firmemente adherido al anexo, doblado sobre si mismo por el proceso inflamatorio y adherencias firmes, lo que disminuía ostensiblemente la luz intestinal. Ante la dificultad para liberarlo, hicieron una derivación con anastomosis latero lateral entre el intestino proximal y el distal al plastrón inflamatorio. La enferma se recuperó de la cirugía, evolucionó muy bien, fue dada de alta a los cinco días, pero ocasionalmente presenta dolor cólico, meteorismo, fiebre y diarrea.

—¿Con qué frecuencia presenta estos episodios de dolor y qué duración tienen?

—Se presentan cada tres o cuatro meses, acompañados de 10 a 15 evacuaciones líquidas y fétidas al día, durante tres o cuatro días, pero si no recibe tratamiento se prolongan por ocho o quince días.

—¿Qué tratamiento ha recibido?

—Antibióticos como tetraciclina o ciprofloxacino, trimetropin o metronidazol, generalmente con buena respuesta.

El Jefe del servicio se percató de que los residentes estaban distraídos y ponían poca atención en la discusión, por lo que súbitamente se dirigió al de medicina interna: "Usted ¿Qué tiene esta enferma? y ¿Cuál debe ser su manejo?"

—Yo, pienso, no sé, no sabría decirle.

—Ya ve por distraerse y no poner atención, se volvió al residente de gastroenterología: "Usted ¿Qué cree que tiene la enferma? y el tratamiento ¿Es médico o quirúrgico?"

—Creo que la enferma tiene un síndrome de asa ciega, consecutivo a la derivación laterolateral que le hicieron hace cuatro años, pienso que el tratamiento debe ser conservador, con antibióticos en forma intermitente, cada cuatro o seis meses, hierro, vitamina B_{12}.

—¿Por qué vitamina B_{12}?

—En el sitio de la derivación existe sobrepoblación bacteriana, la que degrada las sales biliares e interfiere con la absorción de vitamina B_{12}.

—En caso de que la enferma no responda o se agrave ¿Qué hacemos?

Al ver que se quedaba callado se dirigió a Luis: "Usted, como cirujano ¿Cómo la manejaría?"

—Después de tomar los exámenes de laboratorio, mejorar sus condiciones generales, solicitaría un tránsito intestinal, para localizar las asas ciegas dilatadas. Yo propondría tratamiento quirúrgico para resecarlas y convertir la anastomosis laterolateral en anastomosis terminoterminal, lo que en ausencia de infección local es más sencillo.

—Bueno, aunque generalmente no estoy de acuerdo con los cirujanos, en esta ocasión tengo que estar de acuerdo con usted.

Pasaron a la enferma, la reinterrogaron, la exploraron y le explicaron su situación. Luis se encargó de programarla para cirugía electiva quince días después.

—Por favor veamos al último enfermo, que ya se esta haciendo tarde.

Sin esperar indicaciones, el residente de gastroenterología, que también tenia prisa, dio lectura al resumen: "Se trata de un enfermo del sexo masculino, de 17 años de edad, que hemos revisado en consulta diversas veces desde hace tres años, ha presentado en varias ocasiones sangrado de vías digestivas, manifestado por hematoquesia o melena, por lo que se ha internado en cuatro ocasiones en estado de shock, para transfusiones, estabilización hemodinámica y estudio. Usted recordará, es hijo de un médico gastroenterólogo, que inclusive fue Jefe de servicio, así que se le hicieron toda clase de estudios: tres series esófago gastroduodenales con tránsito intestinal, colon por enema, dos colonoscopias, cuatro esófago gastroduodenoscopias, una arteriografía y un estudio con eritrocitos marcados con Cr 51 durante el episodio de sangrado, sin que se llegara a detectar el origen del mismo.

—Sí, ya me acuerdo y ¿En qué terminó el asunto?

—Después del último sangrado su papá solicitó la consulta del servicio de cirugía, por tratarse del hijo de un médico, el Jefe de servicio lo vio personalmente, recuerdo que le preguntaron ¿Qué otro estudio solicitamos? él contestó entre burlón y agresivo: "ninguno, ya dejen en paz a este muchacho, por exclusión, por la edad del paciente y sus buenas condiciones generales, a pesar de los sangrados, lo mas probable es que se trate de un divertículo de Meckel, soliciten la cirugía para mañana, yo lo voy a operar personalmente.

—¿Cuáles fueron los hallazgos? — dijo don José, cada vez mas interesado en el caso.

—El íleon terminal y el colon aun tenían sangre parcialmente digerida, efectivamente, el enfermo tenía un divertículo de ocho centímetros, de base ancha, a un metro de la válvula ileocecal. Se le realizó una resección de 20 cm, incluyendo el divertículo, con anastomosis terminoterminal, la evolución fue buena y desde hace seis meses que se operó no ha vuelto a sangrar. El estudio histopatológico de la pieza quirúrgica informó divertículo de Meckel, con mucosa gástrica ectópica ulcerada, con sangrado reciente.

Pasaron al enfermo, lo reinterrogaron, lo exploraron, platicaron con él y lo dieron de alta.

—Caray ¿Por qué tardaron tanto en operarlo? No sé porqué lo molestaron con tantos estudios, a lo mejor por ser hijo de médico, así sucede. En este caso, contra mi voluntad, otra vez estoy de acuerdo con los cirujanos, así que mejor damos por terminada la consulta y vámonos, se esta haciendo tarde y tenemos que ver el juego de la selección.

CAPÍTULO 4

COLON Y RECTO

Gran parte de la consulta, tanto de medicina general como especializada en gastroenterología, corresponde a pacientes con patología del tubo digestivo bajo, la que con gravedad y duración variable puede simular enfermedades de otros órganos abdominales, por lo que en estos enfermos es necesario realizar un estudio clínico completo, exhaustivo, con todos los exámenes auxiliares que se consideren necesarios. Establecer el diagnóstico diferencial e instituir el tratamiento adecuado no siempre es sencillo, razón por la cual estos "casos problema" con frecuencia son referidos a servicios o centros especializados de concentración, como es el Instituto que para tal fin ha organizado la "Clínica de Colon", en la que se estudian en forma completa y ordenada a los enfermos con padecimientos de este segmento del intestino, al que por lo proteiforme de los cuadros clínicos a los que da lugar, se le considera como el "Gran simulador".

Por la extensión y situación del colon da lugar a sintomatología aparatosa que simula patología orgánica grave, cuadros abdominales agudos que en no pocas ocasiones son llevados a cirugía en forma innecesaria. Enfermos con padecimientos del colon derecho que aparentan patología apendicular, vesicular o duodenal, enfermos del colon izquierdo que sugieren patología gástrica, pancreática o renal, afecciones del sigmoides que se confunden con padecimientos ginecológicos.

Desde temprana hora se llena la sala de espera con enfermos que serán atendidos en la "Clínica de colon" formada por el Jefe del servicio, un gastroenterólogo, un proctólogo, un cirujano, los residentes de estos servicios y la asistencia de los médicos internos. La consulta del viernes se dedica a la revisión de los enfermos cuyo estudio ya se ha completado o en quienes ya se ha realizado el tratamiento, para decidir la conducta a seguir, motivo por el cual en este día están presentes todos los integrantes de este grupo de trabajo. Los residentes han ordenado la secuencia con la que se revisarán y evaluarán los pacientes, en primer lugar aquellos a quienes se ha descartado patología orgánica, ya que este grupo con trastornos funcionales es el más numeroso.

—Bien doctores, dijo el Jefe del servicio, comencemos la consulta ¿Qué pacientes tenemos para hoy?

—Tres con colon irritable, uno con diverticulitis, dos con sangrado de vías digestivas bajas, uno con colitis ulcerosa, uno con poliposis de colon, uno con cáncer y uno con estenosis de recto.

—Veamos a los tres primeros, el responsable de cada enfermo hará una presentación breve, con los datos mas relevantes, si les parece, los comentarios y preguntas los dejamos para el final de estos tres enfermos.

La asistente de enfermería llamó al primer paciente: "Doña Lourdes, pase por favor y tome asiento en esta silla".

El residente de gastroenterología comenzó a leer el resumen: "Se trata de una enferma de 34 años, con molestias desde hace 14 meses, episodios de diarrea con cuatro a seis evacuaciones al día, pastosas o semilíquidas, con moco, durante una o dos semanas, los que alternan con periodos de tres o cuatro semanas en las que las evacuaciones son normales. Refiere meteorismo de difícil canalización, dolor difuso en abdomen inferior, al que se agrega dolor cólico intenso en hipogastrio y fosa ilíaca izquierda, éste disminuye después de defecar o expulsar gases por recto. Refiere sensación de evacuación incompleta. Ha sido tratada con dieta blanda, supresión de irritantes y condimentos, antiespasmódicos y antiamebianos intestinales, sin ninguna mejoría."

—¿Qué estudios se han realizado?

—Biometría hemática, química sanguínea, examen general de orina y coproparasitoscópico seriado, todos resultaron normales, bueno en los exámenes coprológicos se encontró moco. La rectosigmoidoscopia también fue normal.

—¿Qué más?

—La enferma refiere que sus molestias se iniciaron después de un problema familiar que terminó con la separación de su esposo. Las molestias aumentan cuando está más nerviosa y en estos periodos también tiene insomnio. Se pidió consulta en el servicio de psiquiatría, quienes la citaron en tres ocasiones y le prescribieron antidepresivos tricíclicos y un ansiolítico por la noche, se ha continuado con trimebutina antes de cada alimento y disminución de la ingesta de chile, condimentos y lácteos, en el último mes ha habido una franca mejoría.

El Jefe del servicio se dirigió a la enferma: "Señora ¿Como se ha sentido? ¿Tiene alguna otra molestia, además de las que nos refirió el doctor?"

—Realmente me he sentido mejor, desde hace cuatro o cinco semanas ya no he tenido diarrea, el dolor ha disminuido y estoy durmiendo mejor.

En la exploración abdominal unicamente se encontró discreta molestia en el cuadrante inferior izquierdo, con algunos zurridos, el peso y signos vitales se conservaron en límites normales. El Jefe nuevamente se dirigió a la enferma con voz pausada: "Mire doña Lourdes, afortunadamente no se encontró nada grave, su enfermedad es funcional, seguramente en relación con los problemas familiares por los que ha atravesado últimamente, los que afortunadamente ya ha logrado superar, debe continuar con la dieta y las medicinas que le recetaron. Veo que vive bastante lejos, así que la puede seguir atendiendo su médico de su confianza, pero de ser necesario puede solicitar consulta con nosotros ¿Está claro?

—Sí doctor. Recibió la receta, la copia del resumen del estudio clínico y de los estudios auxiliares, así como de las sugerencias para su tratamiento y salió sonriente del consultorio.

—Señorita, pase al siguiente enfermo.

—Sra. Gertrudis Vargas, pase por favor y tome asiento.

Obesa, con cara redonda, piel flácida en cuello y brazos, como huella de la perdida reciente de peso, de 37 años, tres hijos, la mayor de ellas, una jovencita de 16 años con aumento de volumen del abdomen por un embarazo avanzado, la acompañó hasta la puerta: "Aquí la espero mamá."

Apenas se cerró la puerta y la enferma se hubo sentado, el interno inició la lectura de su resumen con voz rápida y titubeante: "Paciente en la cuarta década de la vida, con sintomatología de seis meses de evolución."

—Tranquilo doctor, hable más despacio para que podamos entender lo que dice.

—Sí maestro. Bueno, pues el principio de sus molestias coinciden con el embarazo de su hija, comienza a ingerir en forma compulsiva toda clase de alimentos, principalmente carbohidratos, pastelillos y comida chatarra. Sube ocho kilogramos de peso, presenta evacuaciones pastosas con moco, cuatro a cinco en 24 horas por periodos de seis a ocho días, que alternan con episodios de constipación, en los que defeca cada dos o cuatro días, con esfuerzo, escíbalos con moco y rasgos de sangre, meteorismo de difícil canalización, dolor cólico en abdomen inferior, que disminuye, sin llegar a desaparecer, después de la defecación o la expulsión de gases por recto. Existen antecedentes familiares de diabetes mellitus, en los primeros exámenes de laboratorio se informó glucemia de 180 mg/dL y glucosuria, la biometría y el resto de la química sanguínea fueron normales, en el coproparasitoscópico se encontró moco en todas las muestras.

—¿Se hizo algún otro estudio?

—Sí maestro, rectosigmoidoscopia que fue normal y colon por enema — puso algunas placas en el negatoscopio y continuó: "Se observa un colon espástico, con ondas de contractura sostenidas en todo el colon, vaciamiento incompleto, aunque el patrón de la mucosa es normal."

—Bien y ¿Cómo se ha manejado?

—Se instituyó dieta blanda de 1200 calorías, con fibra y un mucílago, con lo que la enferma perdió siete kilos en cuatro meses y se normalizó la glucemia, como ya había tomado toda clase de antiespasmódicos se indicó alosterol, un antagonista de la 5-HT-3, además de ansiolíticos por la mañana y por la noche, con buenos resultados, pues actualmente defeca una a dos veces al día, pastoso o formado, pero sin molestias.

Volviéndose a la enferma la interrogó: "¿Cómo se siente, ya está más tranquila?"

"Pues que me queda doctor, ya aceptamos el embarazo de la escuincla. Imagínese, apenas acaba de cumplir 16 años y se niega a decirnos quien es el padre. Mi esposo ya también se resignó y decidimos hacernos cargo de la criatura cuando nazca ¡Qué sea lo que Dios quiera!."

—Se ve que su hijita la quiere mucho y que bueno que han tomado las cosas con calma, ya ve usted como le estaba afectando a su salud.

—Eso sí, es muy cariñosa y servicial, pero terca como una mula, no quiere soltar prenda, vaya a usted a saber quien la embarazó. En la escuela tampoco pudieron darnos informes, pensamos que podía ser un compañero tan escuincle como ella y hasta llegamos a pensar en un profesor ¡Vaya usted a saber!

—En fin doña Gertrudis, que bueno que ya entendió su enfermedad y su problema. Debe seguir con la dieta para que no se descontrole el azúcar y para que junto con los medicamentos su aparato digestivo este en orden, nos vemos por aquí en un mes ¿De acuerdo?

—Sí doctor, muchas gracias.

El siguiente paciente, Erasmo, ejecutivo de una pequeña fábrica en la periferia de la ciudad, de 48 años de edad, delgado, pulcro y bien vestido, con ademanes nerviosos, ante la invitación de la enfermera tomó asiento frente al escritorio, en el que se encontraban el Jefe del servicio y médicos adscritos, los residentes se acomodaban en sillas y banquillos colocados a un lado, adosados a la pared.

En el resumen se consignaban antecedentes de constipación desde la infancia, la que se acentuó en el último año a raíz de problemas laborales en la empresa donde trabaja, por recorte de personal. Defeca cada cuatro o cinco días acintado o en escíbalos, con moco y a veces con rasgos de sangre, dolor cólico en abdomen inferior antes y durante la defecación, meteorismo de difícil canalización. El dolor ha sido tan intenso que siete meses atrás estuvo internado en un hospital con el diagnóstico de probable apendicitis aguda, el que se descartó por la ausencia de fiebre y leucocitosis en la biometría, así como la respuesta favorable a la administración endovenosa de antiespasmódicos. Refiere sensación de plenitud posprandial, eructos y agruras.

—¿Cómo resultaron los estudios auxiliares?

—Los exámenes de laboratorio fueron normales, al igual que la rectosigmoidoscopia, en el colon por enema hubo dificultad para introducir el medio de contraste, se observó colon espástico, fragmentado, vaciamiento incompleto del bario y algunos divertículos en colon descendente y sigmoides. La endoscopia esófago gastroduodenal también fue normal.

Con un gesto el Jefe del servicio le indico al médico adscrito a gastroenterología que se hiciera cargo del enfermo, puso en sus manos el expediente que el adscrito hojeo y revisó con rapidez, por ya conocer al enfermo: "Veo que le indicaron una dieta rica en fibra, abundantes líquidos, cisaprida, antiespasmódicos cuando se exacerba el dolor, ansiolíticos y antiácidos de sales de magnesio ¿Ha seguido el tratamiento? ¿Cómo se ha sentido?"

—He mejorado, pero no estoy del todo bien, la verdad a veces no me da tiempo de comer, me como en mi oficina un sándwich o una fruta y un jugo, eso si tomo agua durante todo el día; la sensación de llenura y agruras casi han desaparecido, pero sólo obro cada 48 h. ocasionalmente formado y con esfuerzo.

—¿Suspendió los antidepresivos que le habían indicado?

—Si, sólo me tomo las grageas para los nervios que ustedes me recetaron

—¿Cómo están las cosas en su empresa, ya está más tranquilo?

—Creo que la plática con la psicóloga me sirvió mucho. Me hizo ver que el problema no era mi culpa ni su solución dependía de mí, pero me estaba afectando mucho, así que siguiendo su consejo procuro no preocuparme, no es que las cosas no me importen, platico con mi esposa y los fines de semana procuramos salir, vamos al cine o cuando menos a dar la vuelta.

—Que bueno, me da gusto que piense de esa manera, usted tiene muchos años con estreñimiento, prácticamente desde la niñez, el que se agravó últimamente, por eso el tratamiento será largo, los resultados dependen de su constancia, del cambio de hábitos alimentarios, tanto ejercicio como pueda y muchos líquidos, tenga paciencia y siga las indicaciones, que le den cita en seis semanas ¿Está bien?

—Cómo no doctor, muchas gracias.

Al salir Erasmo, el Jefe del servicio detuvo a la enfermera que ya tenía el siguiente expediente en las manos y se disponía a abrir la puerta: "Espere señorita, vamos a ver qué preguntas y comentarios surgen de estos tres casos, que tienen muchos elementos en común." Se dirigió a uno de los internos, preguntándole: — "A ver doctor ¿Cuáles son las semejanzas y las diferencias de los pacientes que acabamos de ver?"

Arreglándose la corbata, después de carraspear, el interno dijo un tanto inseguro:

—Bueno, dos pacientes eran mujeres y uno hombre, tengo entendido que el colon irritable es más frecuente en las mujeres, los tres tenían trastornos en la defecación, diarrea en la primera, diarrea y constipación alternas en la segunda y predominio de la constipación en el tercero, en todos había meteorismo, dolor relacionado con éste y con la defecación; en todos había un problema emocional, es decir, trastornos psicológicos, los exámenes de laboratorio y estudios auxiliares descartaron lesiones orgánicas.

—¿Con qué otros nombres se conoce al colon irritable?

—Colitis nerviosa, colon espástico, trastornos funcionales digestivos.

—El último sería más apropiado para el tercer enfermo, con síntomas del tubo digestivo alto, que corresponden a dispepsia funcional, ya que también se descartó patología orgánica en esófago, estómago y duodeno. El colon irritable en ocasiones también se asocia a síntomas intestinales, por lo que hay quienes piensan que es más correcto hablar de intestino irritable

—¿Por qué es importante estudiar a estos enfermos en forma completa?

—Para descartar una parasitosis o una lesión orgánica

—¿Qué tipo de lesión?

— Inflamatoria, parasitaria o tumoral.

—En nuestro medio, por la frecuencia de la parasitosis, casi siempre se prescriben antiparasitarios en forma empírica, principalmente contra la ameba. Ahora se dirigió al residente de gastroenterología: "¿Qué requisitos se deben cumplir para hablar de colon irritable? ¿Recuerda usted cuáles son los criterios de Roma?"

—A sí, síntomas por lo menos durante doce semanas, no necesariamente continuas, dolor abdominal en relación con las evacuaciones que alivian el dolor, las que pueden tener cambios en la consistencia y frecuencia, menos de tres evacuaciones a la semana o más de tres evacuaciones al día, líquidas, pastosas o al contrario duras, en escíbalos, urgencia para evacuar, pujo, tenesmo o sensación de evacuación incompleta. ¡Ah! Se me olvidaba que con los estudios auxiliares del diagnóstico se haya descartado en forma razonable una enfermedad orgánica.

—Muy bien, todo lo anterior y por su frecuencia, aproximadamente el 40% de la consulta del gastroenterólogo y 10% de la consulta del médico general, su persistencia si no se maneja adecuadamente, hace que tenga mucha importancia ¿Hay alguna pregunta?

—Un interno se atrevió a levantar la mano y preguntar: "¿Cuál es el mejor tratamiento?"

—Cada enfermo es diferente, debe individualizarse, antiespasmódicos, procinéticos, antidepresivos o ansioliticos, una dieta apropiada, pero sobre todo hablar con el enfermo, escucharlo, aceptar que tiene una enfermedad, que si bien no es grave, si es muy molesta por lo que se ha dicho que "son males que no matan, pero no dejan vivir". Si no hay otra pregunta, veamos al siguiente paciente.

La enfermera abrió la puerta y habló con voz fuerte para llamar la atención de los pacientes que ya estaban inquietos: "¿Quién es don José?"

—Yo señorita.

—Pasé por favor, tome asiento.

—¿Quién está a cargo de este enfermo?

—Yo doctor — dijo el residente de cirugía.

—Por favor lea el resumen, despacio y en voz alta, para todos podamos entenderlo.

—Se trata de un paciente en la quinta década de la vida, con antecedentes de constipación desde su juventud, refiere que defecaba cada 48 a 72 horas, formado, muy duro o en escíbalos, pero cuando viajaba dejaba de obrar hasta una semana. Fue tratado con múltiples dietas, laxantes, supositorios y enemas. Desde hace seis o siete años esporádicamente presenta dolor en fosa iliaca izquierda, intenso, pungitivo, irradiado a miembro inferior del mismo lado y a recto, ha presentado tres cuadros de exacerbación, asociados a fiebre, cefalea y calosfrios, durante los cuales además se palpaba una masa en fosa iliaca izquierda, tratados con antibióticos de amplio espectro, con los cuales remitía la sintomatología en un lapso de 10 a 12 días, hace un año inclusive estuvo hospitalizado y le dijeron que si no cedía el cuadro, tenían que operarlo.

—Durante estos episodios con más sintomatología ¿Se tomaron algunos estudios?

—Si, desde luego, biometrías en las que había discreta leucocitosis y neutrofilia.

—¿A qué llama usted discreta leucocitosis?

—Bueno, aumento de los glóbulos blancos a cifras entre 12 000 y 13 000 por mm, con mas de 70% de neutrófilos, cambios que se revertían con el tratamiento, coincidiendo con la disminución de los síntomas y signos.

—¿Se hicieron otros estudios durante la fase aguda?

—Radiografías de abdomen, telerradiografías de tórax, pensando en perforación, ultrasonidos y tomografías abdominales, en las que se encontró una masa inflamatoria a partir de la pared del sigmoides.

— ¿Se realizó endoscopia y colon por enema?

—Sí, pero no durante la fase aguda, los hicieron aproximadamente tres semanas después del penúltimo cuadro de exacerbación.

—Y ¿Cuáles fueron los hallazgos?

—En la sigmoidoscopia con instrumento rígido y flexible a 25 cm del ano se encontró una zona de estenosis irregular, difícil de franquear, la biopsia informó reacción inflamatoria crónica. En el colon por enema, como puede verse en esta radiografía, se observa una zona con disminución de calibre y bordes irregulares, el bario pasó con dificultad hacia colon descendente y en esta placa se ven múltiples divertículos en el borde mesial del colon izquierdo, algunos triangulares con francos signos de inflamación.

—¿Cuándo se tomaron estas radiografías?

—Hace 10 meses.

—¿Eso es todo?

—No, hace cinco meses comienza con disuria, nota la expulsión de gas durante la micción, la orina es turbia y en el sedimento además de leucocitos y bacterias gram negativas, se identifican fibras vegetales y levaduras.

—Y ¿Qué quiere decir eso?

—Que hay infección urinaria y paso de materia fecal de colon a vejiga.

—Llámelo por su nombre ¿Qué tiene el enfermo?

—Una fístula interna colovesical, la que está condicionando infección de vías urinarias.

—¿Se demostró la fístula?

—En un nuevo colon por enema sólo se observó la zona de estenosis ya detectada 10 meses antes, en la endoscopia no se vio el orificio fistuloso, pero en la cistografía con medio de contraste hidrosoluble, sí se observó retracción de la pared izquierda de la vejiga con paso del medio de contraste a sigmoides.

—¿Cómo se ha manejado el enfermo?

—Con diferentes antibióticos: aminoglucósidos, ácido nalidíxico, esquemas con ampicilina/sulbactam, ticarcilina/clavulamato y piperacilina/tazobactam.

—¿Cuál ha sido la respuesta?

—Durante la administración de antimicrobianos buena, cede la fiebre y desaparecen las molestias generales: algias musculares, cefalea y anorexia. Pero en unos días vuelven a presentarse, por otra parte, ha persistido la neumaturia y la piuría.

—¿Qué cambios ha habido en los exámenes de laboratorio?

—Los leucocitos han aumentado hasta 22 500 con desviación a la izquierda, mas de 85 % de neutrófilos, la hemoglobina disminuyó a 11 g posiblemente por la sepsis, lo que también puede explicar la disminución de la albúmina. Todas las pruebas de coagulación estuvieron dentro de límites normales.

—Y ¿Para qué solicitaron pruebas de coagulación?

—Es que pensamos que el enfermo debe intervenirse quirúrgicamente.

—¿Piensan que debe operarse o tiene que operarse?

—Bueno, el paciente ha tenido varios episodios de diverticulitis, tiene una fístula de colon a vejiga, lo que está perpetuando la infección de vías urinarias, no puede estar constantemente con antibióticos, sus condiciones generales son buenas, por lo que la mejor alternativa es el tratamiento quirúrgico.

—¿Ya lo vio el cardiólogo?

—Sí, se solicitó valoración cardiorespiratoria, el enfermo no fuma, la telerradiografía de tórax y el ECG son normales, por lo que consideraron que no hay contraindicación para la cirugía y el riesgo quirúrgico es bajo I a II en la escala de la Asociación Americana de Anestesiología (ASA, por sus siglas en ingés).

—Dirigiéndose al enfermo, que seguía con atención el resumen de su propia historia clínica, le preguntó: "Don José ¿tiene algo que agregar? Supongo que los doctores ya le informaron todo lo referente a su enfermedad.

—Sí doctor.

—¿Está de acuerdo en operarse?

—No hay otra, creo que es lo mejor para mí.

—Si está de acuerdo, firme la autorización en la que se explica la o las intervenciones que se van a realizar, sus riesgos y la posibilidad de complicaciones.

—¿Así que puede haber complicaciones?

—Todas las operaciones tienen riesgo y puede haber complicaciones inesperadas, usted tiene un padecimiento de larga evolución y la cirugía que debe realizarse es extensa, de tal manera que las posibilidades existen, sin embargo, como ya escuchó, sus condiciones generales son buenas y esperamos que todo vaya bien.

Le volvió el color y la sonrisa a la cara y firmó la autorización, lo que se ha llamado "consentimiento informado".

—Le van a entregar por escrito las indicaciones para la preparación del colon y la orden de internamiento, así que nos volveremos a ver cuando ya esté hospitalizado.

—Muy bien doctores, gracias a todos, hasta luego.

—Cuando el enfermo hubo salido el Jefe del servicio dijo ¿Hay alguna duda o comentarios?

—El residente de cirugía dijo: “Doctor el siguiente caso es muy corto, tiene algunos puntos parecidos al que acabamos de ver, lo manejamos junto con los proctólogos, si le parece lo presentamos rápido y después discutimos los dos.

—Está bien, preséntelo, pero no tan rápido.

—Señorita, haga pasar al enfermo.

—Don Flavio ¿Quiere pasar?

El residente de proctología comenzó: “Es un enfermo en la séptima década de la vida, de 63 años de edad, atendido inicialmente en el servicio de proctología por sangrado de vías digestivas bajas, rectorragía desde hace cinco años, al principio cada dos a tres meses, escasa cantidad de sangre fresca al final de las evacuaciones durante uno o dos días. El sangrado cada vez fue mas frecuente y en mayor cantidad, aunque nunca requirió transfusión sanguínea, en el estudio proctológico se encontraron varios paquetes de hemorroides, con algunas venas ulceradas y sangrantes, se tomaron los estudios preoperatorios, se realizó la valoración cardiovascular y hace tres semanas se intervino quirúrgicamente, se realizó hemorroidectomía y esfinterotomía interna, por una fisura que se encontró en cuadrante anterior derecho, las heridas se dejaron parcialmente abiertas. El posoperatorio inmediato fue satisfactorio, el anestesiólogo dejó un cateter epidural para la administración de opiaceos y controlar el dolor, defecó dos días después y fue dado del alta.”

El Jefe del servicio se volvió al residente de proctología y le preguntó: “Entonces ¿Qué paso?”

—En el cuarto día de posoperatorio súbitamente presenta sangrado de vías digestivas bajas, abundante, por lo que acude a urgencias, requirió la infusión de soluciones electrolíticas y de dos paquetes globulares, porque la hemoglobina disminuyó a 7 g. Revisamos las heridas de la hemorroidectomía y las encontramos en buenas condiciones, el sangrado venía de más arriba.

—¿Qué tan arriba?

—No sabíamos, así que pedimos la consulta al servicio de cirugía.

—¿Ustedes qué encontraron?

—Entre los antecedentes de este enfermo se refiere constipación de varios años de evolución, por lo que ya había sido atendido en el servicio de gastroenterología. Mediante una dieta con residuo, aumento en la cantidad de líquidos, mucílagos y antiespasmódicos, el enfermo mejoró mucho, el sangrado siempre se atribuyó a las hemorroides, por lo que utilizaba aseo después de la defecación con sediluvios, o sea baños de asiento, así como la aplicación de una pomada astringente por la mañana y en la noche. Bajo sedación, por lo reciente de la cirugía rectal, se efectuó colonoscopia, después de aspirar la sangre fresca se pudieron ver varios divertículos en sigmoides, algunos de ellos con sangrado activo.

—Muy bien ¿Qué más se hizo?

—Se llevó a cabo colon por enema, en el que se corrobora la existencia de divertículos, el enfermo dejó de sangrar y fue dado de alta tres días después.

—De tal manera que el sangrado nada tuvo que ver con las hemorroides, ni con la operación ¿No es así?

—Así es doctor, seguramente el sangrado provenía de las hemorroides cuando era escaso, aunque también los divertículos pudieron sangrar y definitivamente el sangrado posoperatorio se debió a la enfermedad diverticular del colon.

—Seguramente ya hablaron con el enfermo. ¿Que conducta se debe tomar?

—Pensamos que por tratarse de una enfermedad diverticular del colon complicada con hemorragia el tratamiento es quirúrgico, pero primero debe reponerse de la anterior operación, cuando las heridas de la hemorroidectomía estén completamente cicatrizadas, realizar cirugía electiva, con el colon bien preparado.

—¿En que consistiría esta cirugía?

—Hemicolectomía izquierda con anastomosis primaria de colon transverso a recto.

—Vamos a revisar las heridas rectales miren todavía están parcialmente abiertas, con edema y tejido de granulación, debe continuar con aseo local y mucílagos. En tres semanas lo volvemos a valorar con exámenes de laboratorio actualizados y si es posible programar la cirugía.

El médico residente y la enfermera ayudaron al enfermo a reincorporarse y vestirse, una vez sentado sobre una dona de hule para proteger la zona operada preguntó: “¿Es indispensable la cirugía?”

—Si don Flavio, usted tiene 63 años, pero sus condiciones generales son buenas, es preferible que se lleve a cabo cirugía electiva, escoger el mejor momento, con el colon limpio y preparado, la evolución es satisfactoria con mejores resultados. En cambio después de la cirugía de urgencia las complicaciones son más frecuentes y graves, si no se opera, siempre existen las posibilidades de que vuelva a sangrar y necesite operarse de urgencia.

—Es que apenas voy saliendo de ésta y otra operación, es para pensarse.

—Claro que es para pensarse, no se va a operar en estos momentos, lo estaremos vigilando, si surge cualquier contratiempo usted puede acudir a urgencias, en tres semanas volvemos a platicar ¿Le parece?

—Sí doctor, nos vemos en tres semanas.

Cuando el enfermo hubo salido el Jefe del servicio preguntó: "Qué relación tienen estos dos enfermos con los tres que vimos con anterioridad"

El residente de gastroenterología dijo con aire de suficiencia: "Tienen trastornos funcionales del colon, peristaltismo incoordinado, por lo que se crean zonas de alta presión entre dos ondas de contractura y protrusión de la mucosa alrededor de los sitios débiles, o sea alrededor de la entrada de los vasos en el borde mesentérico."

—Magistral, muy bien, ahora dígame ¿Por qué no pensaron que este último enfermo podría tener enfermedad diverticular? y ¿Por qué no solicitaron algún otro estudio? Colonoscopía o colon por enema.

—La verdad doctor, pensamos que el enfermo sólo tenía colon espástico y que el sangrado se debía a las hemorroides, que también son frecuentes en estos enfermos.

—Este es un buen ejemplo de porqué los pacientes deben estudiarse en forma completa, sin omitir ningún estudio.

Miró al residente de proctología y le dijo: "Ya ve usted, no todo sangrado rectal es por hemorroides, hizo bien en solicitar la ayuda de sus compañeros, el trabajo en equipo tiene sus ventajas." Se volvió al residente de cirugía: "Ahora, usted dígame. ¿Por qué en cirugía de colon es preferible realizar cirugía electiva?"

—El contenido de colon es séptico, la flora bacteriana es abundante por lo que las complicaciones infecciosas son más frecuentes y sobre todo graves, la sangre y el bario favorecen la infección.

—Y si en el primer enfermo se hubiera encontrado diverticulitis perforada o peritonitis fecal ¿Cuál hubiera sido la conducta más adecuada?

—En estos casos se discute si es mejor el tratamiento en tres o dos tiempos quirúrgicos, la tendencia actual es hacer el tratamiento en dos tiempos: en la primera operación limpieza de la cavidad peritoneal, extirpación del colon perforado para suprimir el foco séptico, colostomía proximal con cierre del recto distal, es decir, la operación de Hartman, en la segunda operación, una vez controlada la sepsis restitución del tránsito intestinal con anastomosis terminoterminal de colon transverso a recto.

—¿Cuánto tiempo después es conveniente restituir el tránsito intestinal?

—Cada caso es diferente, pero creo que en un lapso de tres meses las condiciones de los tejidos son adecuadas y permiten efectuar la cirugía con seguridad.

—Muy bien doctor, estas decisiones tendrá que tomarlas usted solo en los próximos meses, cuando termine su residencia. En resumen ¿Cuál es el tratamiento de la enfermedad diverticular del colon?

El residente de gastroenterología se adelantó. "Los divertículos muchas veces son hallazgos en estudios realizados por otras causas, si no hay complicaciones, el manejo consiste en corregir el estreñimiento, dieta con fibra, mucílagos, antiespasmódicos, solamente se operan los pacientes que tienen complicaciones."

—¿Cuáles complicaciones?

—Hemorragia en la enfermedad diverticular, episodios repetidos de diverticulitis y perforación, bueno en realidad la diverticulitis se debe a microperforaciones que se sellan.

—¿Qué otras indicaciones hay para el tratamiento quirúrgico?

El residente de cirugía agregó: "Fístulas enterocutáneas, a otra asa de intestino, a vagina o a vejiga, y tal vez, en casos muy especiales, cuando no haya sido posible descartar que se trate de un proceso maligno".

—Estos dos casos han sido muy ilustrativos, pero no podemos entretenernos más, así que sigamos con la consulta, llamen al siguiente enfermo.

—¿Quién es Myriam?

—Yo señorita.

—Pasa por favor

—Nomás le aviso a mi mamá que fue al baño.

— Esta bien, pero apúrate.

—Esta enfermita es ampliamente conocida en el servicio —se dirigió al médico adscrito — Doctor, mientras llega la enferma, quisiera poner a los doctores al tanto de lo más importante de este caso.

"Myriam es gemela de Maricela, tienen 21 años de edad, ambas están enfermas desde la infancia, fueron atendidas en el Hospital Infantil, por diarrea y rectorragia frecuente, después de múltiples estudios de laboratorio: biometrías, electoforesis de proteínas, pruebas de alergia, exámenes parasitoscópicos, cultivos de excremento, radiografías de intestino y colon, colonoscopias con toma de biopsias, entre otros. Se llegó al diagnóstico de colitis ulcerosa crónica inespecífica, a la que habitualmente el personal de salud se refiere como "CUCI ", que en Myriam afecta el colon en toda su extensión, es decir, se trata de una pancolitis. En Maricela la sintomatología fue más severa, se agregaron artritis, lesiones cutáneas y oculares, a pesar del tratamiento instituido, por lo que fue operada a la edad de 12 años, se efectuó colectomía total con extirpación de toda la mucosa rectal e ileostomía permanente, a ella también la vemos en esta consulta, pero sólo una o dos veces al año."

—Como verán hay una gran diferencia en la evolución de las dos hermanas, continúe doctor.

—Pues bien, después de la operación de Maricela, obviamente cesaron las rectorragias, remitieron las molestias articulares, las lesiones cutáneas tipo acné, las lesiones oculares, específicamente la uveitis; el estado nutricional mejoró ostensiblemente, aumentó su talla y su peso, inclusive comenzó a menstruar a los 14 años. A Myriam se le ha tratado con ácido amino salicílico (ASA), con efecto antinflamatorio en colon, corticoides orales o en enemas durante las fases agudas, y diferentes antinflamatorios para el problema articular, con mejoría parcial cuando los recibe; se propuso cirugía cuando tenía 15 años, pero por diferentes razones se pospuso y a la fecha no se ha realizado, en esta enferma el estado nutricional es malo, con retardo en el crecimiento, tiene una estatura 15 cm menor que su hermana y la menstruación a partir de los 16 años ha sido escasa e irregular.

En esos momentos tocaron levemente la puerta, la enfermera la entreabrió y la madre de Myriam agregó a manera de disculpa: "Perdón ¿Podemos pasar?"

—Si pasen y tomen asiento

—¿Cómo has estado Myriam?

—Mal doctor, me puse enferma y no pude presentar los exámenes.

—¿En que año vas?

—Apenas en tercero de secundaria, como falto tanto a la escuela por mi enfermedad me atraso y a veces me pierdo las pruebas, lo más probable es que vuelva a perder el año.

—Bueno, lo importante es tu salud, que estés bien para que puedas hacer lo que quieras ¿Te acuerdas lo que platicamos la última consulta?

—Sí doctor.

—Y ¿Qué has decidido? ¿Tienes alguna duda?

—Si me opero ¿Me van a dejar un agujero en la barriga como a mi hermana?

—Sí Myriam y no es un agujero, es una operación en la que el intestino se deja abocado al exterior, porque se quita la parte enferma y no puedes seguir obrando por el ano, pero en cambio se te quitan las hemorragias, ya no estarás tantas veces en el hospital, mejorarán tu piel, tus ojos y las articulaciones.

—¿Creceré y me vendrá mi regla?

—Tal vez crezcas un poco, ya tienes 21 años, tu menstruación creo que sí se regularizará ¿Por qué lo preguntas?

—Es que cuando me peleo con mi hermana siempre me dice enana y que no soy mujer porque no me baja la regla.

—Y ¿Tú qué le dices?

—Me defiendo diciéndole que soy chaparra, pero que no tengo agujerada la barriga.

—Eso es lo malo, ahora dime que te dice tu hermana cuando no están enojadas

—A veces, cuando platicamos, sobre todo en las noches antes de dormirnos, me dice que está contenta de ya no tener que tomar tantas medicinas, ya no le duelen las coyonturas, se le compuso el cutis y la vista, usa lentes pero yo creo que por costumbre o nada mas por presumir.

—¿Estudia tu hermana, en que año va?

—Este año termina la "prepa", ella no falta a clases y es más inteligente.

—No es que sea más inteligente, lo que pasa es que tiene menos molestias, duerme mejor y pone más atención. Ya lo ves, no todo es malo, eso que llamas agujero en la barriga se llama "ano contranatura" o ileostomía, muchas personas lo tienen y llevan una vida normal, inclusive hay grupos de estos pacientes en los que se platican sus problemas, se ayudan y hasta se casan.

—Sí, mi hermana va a un club de esos, hacen fiestas, hasta bailan, creo que tiene novio, un muchacho del club que tiene el mismo problema.

—No lo veas como problema, debes verlo como una solución, pero tú ya eres una mujercita, de tal manera que tú decides, pero no podemos esperar mucho tiempo.

—¿Por qué?

—Por el peligro de que tengamos que operarte de urgencia, se haría lo mismo que te hemos propuesto pero con mas riesgo, quitarte todo el colon enfermo y dejarte un estoma, como a tu hermana, que como ves ya aprendió a manejarlo y no depende de nadie.

—Me han dicho que si no me opero mi enfermedad se puede hacer cáncer ¿Es cierto?

—Sí, eso también es cierto, entre más años pases con tu intestino enfermo, más posibilidades existen de que aparezca un tumor maligno, que en estos momentos no existe.

— ¿La operación es fácil, no habrá complicaciones?

—No es una operación sencilla, y sí puede haber complicaciones, pero estamos tomando todas las precauciones para evitarlas, por eso es preferible la cirugía electiva, que tú elijas el lugar, fecha y quien te opere

—¿Puedo morirme?

—Todos tenemos que morirnos algún día, lo más probable es que yo me muera primero porque soy mas viejo que tú, que tienes una vida por delante

—Bueno, está bien, pero quiero que usted me opere.

—Si así lo has decidido yo te operaré ¿Te parece bien el próximo miércoles?

—¿Por qué hasta el miércoles, no puede ser ahora o mañana?

—No Myriam, primero porque ya tengo otros enfermos programados para cirugía, pero sobretodo por tu seguridad, se necesitan cinco días para preparar el colon, dieta sin residuo, polietilenglicol, enemas, tener sangre preparada y que pases el fin de semana en tu casa, con tu familia.

—Está bien.

—Entonces firma ese papel de autorización, aunque ya eres mayor de edad también firmarán como testigos tu mamá y la señorita enfermera, que te conoce desde hace tanto tiempo.

Cuando Myriam y su mamá salieron, detuvo a la enfermera que se disponía a pasar al siguiente paciente y le dijo a uno de los internos: "Usted ¿Por qué tiene esa cara, está espantado o qué? ¿Tiene alguna duda?"

—La verdad nunca había visto enfermas como estas, con tantas complicaciones.

—Es un padecimiento poco frecuente en nuestro país, 2 a 10 casos por 100 000 habitantes, es más frecuente en Estados Unidos de América y en Europa, sobre todo en población judía, aunque su frecuencia va aumentando por la movilización de la población mundial y por el cambio de alimentación.

—¿A qué se debe la enfermedad?

—Ojalá lo supiéramos con certeza, obviamente existe un factor genético, una predisposición, su frecuencia es del doble en familiares de enfermos con CUCI, hay un componente inmunológico autoinmune, por eso se hicieron tantas pruebas inmunológicas y genéticas: células LE, factor reumatoide, genes de HLA tipo II, *DR I/DQ, DRB3,* por eso responden a la administración de corticoides e inmunosupresores como la azatioprina, 6-mercaptopurina y últimamente ciclosporina. Sería muy conveniente que revisara el expediente, donde está consignada la evolución de muchos años, le va a enseñar mucho.

El residente de cirugía preguntó: "¿Todos los enfermos se operan?"

—No doctor, no todos, tal vez el doctor, que es cirujano, podría hablarnos de las indicaciones quirúrgicas.

—Las indicaciones para la cirugía son claras, la falta de respuesta al tratamiento médico, la imposibilidad para llevarlo, porque es caro y los medicamentos no son fáciles de conseguir, las manifestaciones generales y extradigestivas: estado nutricional, artrititis, uveitis, piodermitis, eritema nodoso y, desde luego, la aparición de complicaciones, como hemorragia severa o repetitiva, perforación, malignización y el colon tóxico, complicación poco frecuente pero muy grave. Su diagnóstico se hace con una placa simple de abdomen, en la que se aprecia una gran dilatación del colon, la que puede dar lugar a perforación.

—Antes de que se presenten complicaciones ¿Qué elementos tenemos para indicar la cirugía?

—Es muy buena pregunta, la extensión de la enfermedad, valorada en las colonoscopias, en las que se aprecia desde enrojecimiento de la mucosa, úlceras lineales y seudopólipos que en realidad corresponden a focos de regeneración de la mucosa, en los que es posible detectar displasia, o en el colon por enema en el que se ve pérdida de la mucosa, que llega a tomar un aspecto tubular "como llanta de bicicleta", en términos generales, entre más extensa sea la enfermedad y entre más años tenga de evolución, existen más posibilidades de complicaciones y malignización.

—Se parece mucho a la enfermedad de Crohn ¿Como se hace el diagnóstico diferencial?

—La enfermedad de Crohn puede afectar todo el tubo digestivo, deja segmentos sanos entre las partes afectadas, es transmural, segmentaria, da lugar a fístulas, mientras que el CUCI afecta el colon y, si acaso, el íleon terminal, es continua, también tiene manifestaciones generales, y afecta primordialmente la mucosa y submucosa. Muchas veces el diagnóstico definitivo se hace en el estudio histopatológico.

—¿Se puede confundir con otras enfermedades?

—Siempre hay que pensar en padecimientos infecciosos o parasitarios graves, ahora más frecuentes por el aumento del SIDA, isquemia intestinal, neoplasias como linfoma, sarcoma o leucemias, colitis seudomembranosa secundaria a hormonas orales o antiinflamatorios no esteroideos, colitis por radiación llamada "facticia", sardoidosis, en fin, como ven la lista es muy larga.

—Si ya no hay otra pregunta o comentarios, veamos al siguiente paciente.

—Santiago ¿Quieres pasar?

Entró un muchacho de aproximadamente 20 años, aparentemente sano, pulcro y bien presentado.

—Buenos días doctores.

—Buenos días Santiago ¿Cómo estas?

—Yo bien, ya acabe mis exámenes, vengo a consulta porque me citaron hace cuatro meses, por lo de la "dichosa operación".

—Ni tan dichosa, pero si necesaria ¿Cómo esta tu hermano?

—Mejor, ya comenzó a trabajar, se está reponiendo poco a poco, pero todavía no se adapta del todo a su nueva situación, ya se inscribió al "Club de estómas" aquí en el hospital, comenzará a venir el próximo mes.

—Que bueno, lo van a ayudar mucho. La última vez platicamos amplio y tendido, como te conozco, seguramente has leído mucho acerca de tu enfermedad o has buscado mucha información en internet ¿No es así?

—La verdad sí doctor y entre más información busco menos argumentos encuentro para negarme a la cirugía.

—¿Qué edad tienes?

—21 años doctor.

—¿Qué estudias?

—Terminé el segundo año de Leyes, y lo pasé limpio.

—Te felicito, así que tendrás dos meses de vacaciones.

—Vaya vacaciones que me esperan.

—Es natural que te sientas así, pero como habrás leído, la enfermedad que padeces "Poliposis familiar hereditaria" se presenta por herencia genética dominante del gene *APC,* por las siglas en inglés, tiene una penetrancia del 100%, en otras palabras, la padecen todos los descendientes, pero lo más importante es que si no se extirpa el colon afectado con todos los pólipos, que pueden ser cientos y en algunos casos hasta miles, pueden ocurrir complicaciones: hemorragia, oclusión intestinal y tarde o temprano ocurre malignización en el 100% de los enfermos. Tengo idea que tu hermano menor se operó a los 16 años y tu hermano mayor hasta los 24 años ¿No es así?

—Así es, no sé si se acuerda, al menor lo controlan desde la edad de seis años, durante 10 años le realizaron colonoscopia dos veces al año, primero lloraba mucho, al final creo que ya se había acostumbrado, en la biopsia de un pólipo sospechoso se informó displasia y prácticamente a los 15 días ya se estaba operando. Ya tiene dos años de operado, está en el segundo año de la Preparatoria y realmente es muy disciplinado, no come antojitos y va al baño sólo de una a tres veces al día.

—Y tu hermano mayor ¿Como está?

—El no está tan bien, bueno sólo tiene cuatro meses de operado, no quiso operarse hasta que acabara la carrera. Se recibió de Contador hace seis meses, pero en la última revisión en un pólipo ya había cáncer ¡Qué mala pata!

—No es mala suerte, es la historia natural de este padecimiento, el cáncer estaba muy localizado, era incipiente, pensamos que está curado, pero deberá realizarse un seguimiento prácticamente de por vida. Por eso pensamos que debes operarte lo más pronto posible, tienes el colon lleno de pólipos, es conveniente programar la cirugía ahora que estás en muy buenas condiciones y aprovechando las vacaciones, para que no te atrases en tus estudios.

—Ahora que he estado leyendo tanto me doy cuenta. Mi papá murió a los 37 años de cáncer de colon con metástasis en hígado, seguramente tenía poliposis familiar y ni se dieron cuenta.

—No es un padecimiento muy frecuente, tal vez no tenía molestias y cuando se diagnosticó el cáncer seguramente ya estaba muy avanzado.

—Está bien, no nos pongamos tristes, como dice el refrán "Hay que tomar el toro por los cuernos" o ese otro "No hay que buscar tres pies al gato, sabiendo que tiene cuatro" de tal manera que ¿Cuándo me operan?

—Del próximo lunes en ocho días ¿Estás de acuerdo?

—Me parece bien "Al mal paso, darle prisa"

—Ah, por lo que veo eres una enciclopedia de refranes ¿Vienes solo?

—No, me acompañaron mi mamá y mi novia, les prometí que las iba a invitar a comer después de mi último examen, pero que solamente pase mi madre, no sea que mi novia quiera darle prisa al mal paso, de ser así ni, me opero.

Todos rieron de buen grado, el ambiente se relajó, esperaron a que Santiago regresara con su madre para entregarle las indicaciones, la orden de internamiento y que ambos firmaran la autorización el "Consentimiento informado", que en este caso sí reunía todos los requisitos para recibir este nombre. Porque por tratarse de un padecimiento hereditario que ya había afectado a varios de sus familiares, el nivel cultural del enfermo, su interés por informarse y valorar los beneficios y los riesgos de la intervención, no constituía un mero documento administrativo o burocrático, como desgraciadamente sucede con frecuencia.

Una vez cumplidos todos los requisitos administrativos, de los que no se puede prescindir, de platicar con la mamá, que como es natural estaba muy preocupada, la que paradójicamente era calmada por el paciente y el médico tratante.

¡Ay doctor!, Ahora si nos está lloviendo sobre mojado, no acabamos de salir de la operación de mi hijo mayor y ahora le toca a éste.

—Ya se dónde saco Santiago su afición por los refranes, seguramente usted se sabe muchos y se los ha enseñado a sus hijos —

la aludida se sonrojó y se disculpó: "Perdone doctor, no quise ofenderlo, pero así les hablo a mis hijos desde chiquitos, desde que murió mi esposo."

—No tenemos nada que perdonarle, que bueno que tiene sentido del humor, eso ayuda mucho, ahora volviendo al punto, creo que es muy buen momento para que Santiago se opere, vamos a procurar que se haga la misma operación que a su hijo menor ¿Cómo se llama?

—Roberto, doctor.

—Pues bien, vamos a realizar la misma operación que a Roberto, tiene su riesgo, es cirugía mayor, pero "si brinca la tranca" ya tiene mucho ganado, o como dice Santiago "Hay que tomar al toro por los cuernos."

Acompañó a la señora hasta la puerta, a quien Santiago tomó del brazo con la mano derecha y a su novia con la mano izquierda, se retiro con aparente calma y al llegar al final del pasillo se volvió, guiñó un ojo y se despidió haciendo con la mano derecha la "V" de la victoria.

—¿Puedo hacerle una pregunta?

—Sí, claro.

—¿Todos los pólipos se malignizan?

—Primero aclaremos el concepto de pólipo, es una saliente de la mucosa hacia la luz intestinal, independientemente de su origen, pueden ser de retención, inflamatorios, hiperplásicos, leiomiomas, lipomas que en zonas con fuerte peristaltismo pueden producir invaginación, o hamartomas en la poliposis múltiple del síndrome de Peutz-Jeghers, todos estos no se malignizan. En cambio los pólipos adenomatosos, de base ancha, vellosos y mayores de 2 cm tienen más posibilidades de malignizarse, al igual de los seudopólipos del CUCI, que están constituidos por focos de regeneración de la mucosa, en los que puede haber displasia que evoluciona a la neoplasia.

—¿El tratamiento siempre es quirúrgico?

—No, pólipos únicos o poco numerosos pueden extirparse durante la colonoscopia, lo que es más sencillo en los adenomas tubulares pediculados, es imprescindible el estudio histopatológico, en los benignos, con displasia o carcinoma *in situ* el procedimiento es curativo, pero requiere seguimiento a largo plazo con colonoscopias repetidas, si se detectan células tumorales en la base del pólipo, se indica tratamiento quirúrgico con extirpación del colon afectado ¿Está claro?

—Sí doctor.

—Si no hay otra pregunta, pasemos al siguiente enfermo, por las circunstancias especiales de este enfermo vamos a modificar el orden de la discusión, primero revisaremos el estudio clínico y exámenes auxiliares y después hablaremos con el enfermo.

El residente de cirugía comenzó la lectura del resumen: "Don Heriberto, es un paciente de 57 años de edad, con antecedentes de tabaquismo desde su juventud, acostumbra dieta con poca fibra, abundante carne y grasa de origen animal, refiere constipación, desde hace 30 años, cuadros repetidos de molestias en abdomen inferior, con evacuaciones pastosas con moco, a veces rasgos de sangre y discreto tenesmo, los que han sido tratados con dieta, antiespasmódicos y antiamebianos. Hace un mes presentó dolor cólico en cuadrante inferior izquierdo, meteorismo, evacuaciones pastosas en número de tres a cuatro al día, con moco y sangre fresca, es visto por el servicio de gastroenterología desde hace años, le prescribieron antiespasmódicos y antiamebianos, sin ninguna mejoría, es más, presentó rectorragía abundante que requirió atención en el servicio de urgencias."

—¿Qué se hizo en urgencias?

—Se administraron soluciones parenterales, se efectuó sigmoidoscopia, la que no fue satisfactoria por la presencia de sangre en recto, no se localizó el sitio del sangrado, la hemoglobina disminuyó a 10.1 g por lo que no se indicó transfusión sanguínea. Fue dado de alta en 48 horas para continuar su estudio como enfermo externo.

—El enfermo está totalmente estudiado, mencione los estudios más relevantes hasta ahora.

—La hemoglobina aumentó a 12.6 g en tres semanas mediante la administración de hierro, la química sanguínea es normal, al igual que las pruebas de funcionamiento hepático, se informó aumento del antígeno carcinoembrionario al doble de los valores normales, la telerradiografía de tórax es normal, en el ultrasonido abdominal se encontró una masa tumoral en fosa ilíaca izquierda y algunas imágenes hipercoicas en hígado. En la tomografía axial se corroboró la existencia del tumor en fosa ilíaca izquierda, a partir del sigmoides, que involucra todas sus capas y tejidos cincunvecinos, con ganglios en la línea media, algunas imágenes no concluyentes de metástasis en lóbulo derecho del hígado. Se realizó colonoscopia y se encontró una masa fungoide a 25 cm del ano, ulcerada, se tomó biopsia que informó adenocarcinoma poco diferenciado, en el colon por enema se vio una zona de estenosis irregular en sigmoides, no se encontró tumor en el resto del colon.

—Muy bien doctor ¿Y cuál debe ser el tratamiento?

—Desde luego quirúrgico, hemicolectomía izquierda con anastomosis primaria.

—¿Es cirugía curativa?

—¿Quién sabe? Ya hay invasión de tejidos vecinos, el aumento del antígeno carcinoembrionario nos habla de enfermedad generalizada y no se descarta del todo la existencia de metástasis hepáticas.

—Entonces ¿Está contraindicada la cirugía?

—No creo, pero este enfermo también requiere tratamiento adyuvante, radioterapia y quimioterapia.

—Efectivamente, con los estudios que tenemos podemos decir que el tumor corresponde al grado 3 de Duckes, involucra todos los planos del colon, se extendió a tejidos vecinos y hay metástasis ganglionares. Así que la cirugía no basta, en este enfermo es necesario aplicar radioterapia preoperatoria para reducir la masa tumoral, y después de la cirugía continuar con quimioterapia, cisplatino y 5-fluoracilo, en fin, los oncólogos dirán cuál es el mejor medicamento ¿Hay alguna observación o pregunta antes de hablar con el enfermo?

—El residente de gastroenterología, un tanto inhibido por no haber pensado en la existencia de un tumor maligno, se atrevió a intervenir a manera de disculpa: "como a este paciente lo conocíamos desde hace tiempo, no pensamos que pudiera tener cáncer, lo que la verdad me hace sentir mal, aunque no creo que se haya retrasado mucho el diagnóstico ¿Qué pronóstico tiene este enfermo?"

— Lo que le pasó a usted, sucede con frecuencia, exceso de confianza cuando ya se conoce a un enfermo, por eso cuando la sintomatología se modifica, se agrava o aparecen nuevos síntomas, como el sangrado en este enfermo, es necesario realizar un estudio completo, con todos los medios que tenemos a nuestro alcance. En cuanto al pronóstico, este no es muy halagüeño, aunque las condiciones del enfermo son buenas, el proceso tumoral esta muy avanzado, de tal manera que a pesar de que no se presenten complicaciones, la sobrevida es corta y existe la posibilidad de recidiva. Señorita, pase al enfermo.

—Don Heriberto, pase por favor, tome asiento.

—Buenos días doctores ¿Cuál es el veredicto? ¿Qué vamos a hacer ahora?

—Mire don Heriberto, vamos a hablarle con toda franqueza, creo que lo que vamos a decirle ya lo conoce, cuando menos parcialmente. Usted tiene un tumor canceroso en el intestino grueso, en sigmoides, está bastante avanzado, ya invadió los ganglios y los tejidos vecinos, por lo que el tratamiento no es tan sencillo.

—Desde el principio me dijeron que tenía que operarme ¿En qué consiste la operación?

—Primero se requieren varias sesiones de radioterapia, para disminuir el tamaño del tumor, después se iniciará la quimioterapia con varios fármacos y se realizará la cirugía, en el posoperatorio se continuará con la quimioterapia. Como usted ve, deben participar varios especialistas, usted necesita un manejo multidisciplinario.

—¡Ah caray! Me parece muy agresivo ¿Lo aguantaré?

—Tiene usted razón, es un tratamiento bastante agresivo, pero es lo que se necesita, es lo que debe hacerse por lo extendido del tumor, platíquelo con su esposa, usted decide.

—Sí ya me lo imaginaba, ya lo platiqué con mi esposa y con mis hijos, llegamos a la conclusión de que no hay otra, nadie tiene la vida comprada, yo por las dudas ya arreglé mis cosas, como el testamento y otras cosillas ¿Cuándo me operan?

—En dos o tres semanas, primero pasará al servicio de oncología para las radiaciones y para que le indiquen el esquema de quimioterapia.

—Está bien, que sea lo que Dios quiera.

—El doctor le dará el resumen y el pase para el servicio de oncología, para los estudios de laboratorio de control, las indicaciones preoperatorias, la orden de internamiento se le dará en el momento oportuno.

—Gracias doctor, hasta luego.

Cuando el paciente salió se hizo un silencio absoluto, hasta que el residente de gastroenterología preguntó: "¿Siempre tienen tan mal pronóstico los tumores de colon?"

—Al contrario, cuando se diagnostican en fases iniciales el pronóstico es bueno, la cirugía generalmente es curativa, aún en presencia de metástasis solitarias de hígado, las que pueden extirparse, o bien tratarlas mediante quimioterapia selectiva con la perfusión a través de la arteria hepática. Un familiar mío presentó sangrado de vías digestivas bajas, se encontró un carcinoma de ciego y se realizó hemicolectomía derecha, 16 años después volvió a presentar sangrado de vías digestivas bajas, se encontró un carcinoma de sigmoides y se realizó hemicolectomía izquierda, con ileorectoanastomosis, después de la operación inicial la enferma vivió en buenas condiciones por mas de 30 años, prácticamente con dieta normal, murió en la décima década de su vida por otras causas. Se trato de un cáncer del colon multicéntrico, asincrónico con buena evolución, así que mucho podemos hacer por estos enfermos ¿Cuántos enfermos nos faltan?

—Ya nada más uno, es un enfermo de proctología.

—Seguiremos la misma tónica, primero vemos el resumen y después hablamos con el enfermo ¿Quién presenta el resumen?

—Yo doctor — dijo el residente de proctología.

"Don Florencio tiene 52 años de edad, presentó constipación desde su juventud, defecando cada dos a tres días, con esfuerzo, duro o en escíbalos, en ocasiones con rasgos de sangre. Hace 13 años se acentuó el sangrado posdefecación, en un examen proctológico se encuentran hemorroides internas y externas, se lleva a cabo ligadura con elásticos obteniendo buenos resultados, cede el sangrado, aunque continúa con la constipación, prurito anal, esfuerzo y dolor durante la defecación, a pesar de la dieta con abundante fibra y psyllium diariamente. Hace seis años aumenta el dolor rectal en la defecación, lo que agrava la constipación, se encuentra una fisura anal, por lo que es intervenido quirúrgicamente. Se realiza fisurectomía y esfinterotomía interna, la fisura cicatriza pero el enfermo refiere incontinencia a gases, también a heces cuando hay disminución de su consistencia."

—Eso fue hace seis años ¿Cuál fue la evolución a largo plazo?

—El enfermo estuvo más o menos en buenas condiciones, con ano húmedo que lo obligaba al uso de un lienzo, incontinencia cuando disminuía la consistencia de las heces fecales, utilizaba mucílagos o inhibidores del peristaltismo, como loperamida o difenoxilato, lo que regulaba de acuerdo con las características de las evacuaciones. Así estuvo hasta hace un año en que presenta dolor anal y fiebre, tumefacción perineal que termina por drenar exudado purulento, el que persiste durante dos meses, pero coincidiendo con el cierre del orificio perineal vuelve a aparecer fiebre, tumefacción y dolor perineal, acude con un facultativo que le prescribe antibióticos de amplio espectro durante ocho días, sin embargo, la fiebre y el dolor persisten con aumento de la zona de tumefacción, por lo que acude al hospital. A su ingreso se encontró aumento de volumen perineal que se extendía hacia los testículos, coloración violácea de la piel, con crepitación, hipotensión y trastornos de la conciencia, con estos datos de sepsis se efectuó de inmediato drenaje quirúrgico amplio.

—¿Se hicieron algunos estudios y cuál fue su evolución?

—Sí, a su ingreso había leucocitosis de 23 200, con neutrofília de 90%, aumento de la glucemia a 190 mg/dL, con discreto aumento de los azoados, urea de 48 y creatinina de 2 mg/dL. El enfermo estaba deshidratado por lo que se administraron soluciones electrolíticas, penicilina cristalina, metronidazol por vía intravenosa e insulina rápida, con lo que la glucosa y azoados volvieron a cifras normales, las heridas se dejaron abiertas, los siguientes días se observó necrosis y esfácelo de los tejidos que fue necesario resecar, así como contaminación fecal, por lo que se programó para una nueva intervención quirúrgica.

—¿Cuándo fue eso?

—Cinco días después del drenaje.

—¿Qué se hizo?

—Colostomía en colon transverso con bocas separadas, limpieza quirúrgica de las heridas perineales, isquiorectales y escrotales, que nuevamente se dejaron abiertas.

—¿Cuál fue la evolución?

—Estuvo internado durante más de un mes, al principio se hacían curaciones hasta tres veces al día, conforme fueron mejorando y granulando las heridas se espaciaron a dos veces y una vez diaria. Cuando el enfermo se dio se alta continuó con curaciones en su casa mediante irrigación, una vez al día.

— ¿Cuáles son las condiciones actuales del enfermo?

—Las heridas perineales y escrotales cicatrizaron de segunda intención por granulación, en la exploración rectal se encuentra hipotonía a nivel del ano con destrucción de los esfínteres, hacia el recto se aprecia disminución de calibre y fibrosis. Se hizo un estudio radiológico introduciendo medio de contraste por la boca distal de la colostomía, no se detectó fuga del medio de contraste, pero se corrobora la existencia de una zona de estenosis en recto, unos ocho centímetros por arriba del ano. La Hb es de 12.3 g la glucemia, urea y creatinina son normales.

—Muy bien ¿Cuál es el plan de manejo en este enfermo?

—En un primer tiempo llevar a cabo la plastía del esfínter anal, dilatación de la zona fibrótica en recto, rehabilitación posoperatoria con ejercicios perineales, dejando la colostomía del transverso abierta. En un segundo tiempo, cuando se vea que el mecanismo esfinteriano se ha restablecido, se cerrará la colostomía, con anastomosis terminoterminal.

—Lo que se dice fácil, pero ya ven ustedes la serie de contratiempos que puede ocasionar la patología anorectal, sobretodo cuando no es bien manejada ¿Cómo se conoce el cuadro que presentó este enfermo?

Rápidamente el residente de proctología contestó: "Síndrome de Fournier."

—Así es, se trata de una infección polibacteriana por grampositivos, gramnegativos y anaerobios, generalmente se presenta en enfermos diabéticos, cursa con septicemia, por lo que es necesario realizar drenaje amplio lo mas pronto posible, en este enfermo se perdieron ocho días durante los que se administraron elevadas dosis de antibióticos, sin ninguna respuesta. Este paciente prácticamente es un tratado de proctología, especialidad en la que también se requiere un estudio clínico completo y un buen criterio, para indicar un tratamiento oportuno y adecuado. El problema no está resuelto, en algunos enfermos cuando no es posible restituir la función de los esfínteres anales, es necesario dejar una colostomía permanente, pasen al enfermo, para que le expliquemos todo lo que hemos comentado.

Entre el cirujano y el residente de proctología, que había sido el encargado de las repetidas curaciones durante la hospitalización, del control y manejo en consulta externa, por lo que el enfermo le tenía mucha confianza, le explicaron a Florencio sus condiciones, alternativas de manejo, posibles complicaciones y pronóstico. El enfermo firmó la autorización y le entregaron la orden de internamiento.

—Cuídese don Florencio, nos vemos en piso dentro de 15 días, esperamos que todo salga bien.

—Gracias doctores, nos vemos en 15 días.

—El Jefe del servicio dio por terminada la consulta: "Gracias señorita, gracias doctores." Cuando iba saliendo le dio una palmada en el hombro al residente de proctología, que se mostraba satisfecho con una amplia sonrisa.

— Manejó muy bien este caso, como ustedes dicen "se le pegó" de lo que dependió que saliera adelante, por otra parte se estableció una muy buena relación con el paciente, se sacó la espina, lo felicito.

—Gracias doctor —esperó a que se retiraran el Jefe del servicio y los médicos adscritos, todavía con la sonrisa en los labios se volvió a sus compañeros, quienes habitualmente lo menospreciaban y se burlaban de él, con expresiones despectivas como "Ese es un criterio hemorroidárico" y otras similares. Les dijo en voz baja: "¡Ya ven cabrones!"

CAPÍTULO 5

HÍGADO Y VÍAS BILIARES

Aquella mañana, después de desayunar con rapidez, Enrique, residente de tercer año asignado tres meses antes a la "Clínica de Hígado" y Arnoldo, residente de segundo año que ese día iniciaba sus actividades en este grupo de trabajo, se dirigían con paso ligero hacia Consulta Externa. Caminaban entre los grandes edificios de los diferentes hospitales del Centro Médico, se cruzaban con otros compañeros, médicos adscritos que se dirigían a sus respectivos lugares de trabajo y enfermos acompañados de sus familiares, algunos con los expedientes o los sobres con estudios, en bolsas o bajo el brazo.

Sin dejar de caminar, para llegar antes que el Jefe del servicio, Arnoldo le comentaba a su compañero: "Realmente creo que rotar solamente por la famosa "Clínica de Hígado", el ver durante tres meses sólo enfermos con patología hepática y de vías biliares me parece un desperdicio, se pierde la oportunidad de ver mayor variedad de enfermos."

—No, no es pérdida de tiempo — le respondió Enrique: "Piensa que en este grupo se reúnen los más "picudos", los que más saben de hígado, el Jefe don Luis es un pesado, un "hígado", para estar de acuerdo con el nombre de la clínica, pero ni hablar, sabe un "chorro". Igual que doña Violeta, el Dr. Armenta es un experto en patología, participan un cirujano, un endoscopista y, para completar el cuadro, también vienen médicos de otros hospitales, como el Dr. Encino que viene del Instituto.

—Está bien, te creo, pero de todas maneras pienso que es mejor estar viendo todo tipo de enfermos.

—Te voy a hacer una recomendación, a don Luis no se te ocurra hablarle si no se dirige a ti, si tienes alguna duda o quieres aclarar algún punto, lo haces a través de uno de los médicos adscritos.

—Voy, voy, hasta parece que estamos en un régimen militar, ojalá valga la pena.

—Cómo no va a valer la pena, si el hígado es el órgano más importante, fíjate pesa entre kilo y kilo y medio, tiene doble circulación, le llega sangre arterial para nutrirse y sangre venosa del tubo digestivo, que le proporciona la materia prima para que trabaje, y ¡Vaya si trabaja! Sirve como fábrica de proteínas, albúmina, globulinas y anticuerpos, participa en el metabolismo de los carbohidratos, lípidos, sales biliares, colesterol y hormonas, además, muchas de estas sustancias las fabrica a partir del colesterol, no cabe duda ¡La naturaleza es muy sabia!

—Párale, párale, que ya me estás convenciendo.

—Y eso no es todo, no has pensado en el papel tan importante que juega en la defensa del organismo, tiene un componente inmunológico de primera en las células de Kupfer, elimina la gran cantidad de bacterias que del intestino le llegan por la vena porta, secreta la bilis, que tan necesaria es para la digestión de grasas. Por su estrecha relación con las enfermedades de la vías biliares, sus padecimientos también se ven en la clínica.

Cuando entraron al consultorio solamente estaba la enfermera auxiliar, así que les dio tiempo de ordenar los expedientes y los estudios auxiliares. Pocos minutos después llegaron el Jefe del servicio y los médicos adscritos, quienes tomaron asiento en los lugares específicamente señalados para cada uno de ellos.

—Comencemos por lo más sencillo, los enfermos de vesícula y vías biliares, que hasta los cirujanos diagnostican y curan —Dijo don Luis y con un movimiento de la cabeza le indicó al residente de cirugía que presentara el primer caso.

—La enferma, doña Pilar tiene 52 años, obesa, multigesta, ha tenido siete hijos, con parto y puerperio normales, el mayor tiene 26 años y el menor diez, desde hace seis años presenta dolor en cuadrante superior derecho, cólico o pungitivo, generalmente después de ingerir alimentos ricos en grasas, frituras, crema o huevos, se irradiaba a región lumbar y en los últimos meses al hombro derecho, se acompaña de náuseas y vómitos, le han prescrito diferentes analgésicos y antiespasmódicos con los que cede el dolor, sin embargo, hace un mes el dolor fue de mayor intensidad, persistió a pesar del tratamiento y se hizo continuo. Dos días después apareció fiebre e ictericia, por lo que ingresó al hospital. A la exploración se encontró un plastrón en hipocondrio derecho, doloroso, en la biometría hemática se encontró aumento de los leucocitos de 18 550, con 89% de neutrófilos, bilirrubina total de 6.7, directa de 4.6 e indirecta de 1.1 mg /dL, fosfatasa alcalina aumentada a 289 unidades, el resto de los exámenes de laboratorio y pruebas de coagulación fueron normales. En la placa simple de abdomen se observó una opacidad en hipocondrio derecho, junto a la burbuja duodenal y el ángulo hepático del colon, que estaba rechazado hacia abajo, en el ultrasonido se vieron, en la misma zona, imágenes hiperecoicas compatibles con litiasisbiliar.

—Está bien, al grano, donde está el problema, la indicación quirúrgica es clara ¿Qué se hizo?

—Se indicó colecistectomía por vía laparoscópica.

—Claro, si está de moda.

—Se preparó todo el equipo y se inició el procedimiento, se intentó introducir el trocar por técnica abierta, bajo visión directa.

—¿Se intentó o se introdujo?

—No se pudo colocar, se encontraron muchas adherencias de epiplón a estómago y a colon, por lo que se decidió realizar cirugía abierta convencional.

—Continúe.

—Se efectuó una incisión subcostal derecha, se encontró el epiplón adherido a la pared, a la cara inferior del hígado y a colon, cubriendo a la vesícula biliar, que estaba distendida, por lo que fue necesario puncionarla y vaciarla parcialmente para poder continuar la disección. En el cuello había un gran cálculo impactado que se apoyaba sobre el colédoco, el que estaba dilatado, de aproximadamente 1.8 cm. Se realizó colecistectomía retrograda, el lecho vesicular se dejó abierto, se abrió el colédoco, se extrajeron múltiples cálculos entre dos y 12 mm, se lavo la vía biliar, se dejo una sonda en T y un drenaje de Penrose, que se extrajeron por contraabertura. Antes de cerrar la pared abdominal, se tomó colangiografía transoperatoria a través de la sonda, que aparentemente era normal.

—¿Aparentemente era normal o era normal?

—A nosotros nos pareció normal, aquí traigo las radiografías por si quiere verlas, realmente no vimos ninguna imagen sugestiva de litiasis, pero en la colangiografía por la sonda en "T" que tomamos hace ocho días, o sea cuatro semanas después de operada, se ve con claridad una imagen en menisco en la parte terminal del colédoco, que dificulta el paso del medio de contraste a duodeno, eso explica que el drenaje de bilis por la sonda sea tan abundante, más de 500 mL en 24 horas.

—Ponga en el negatóscopio las radiografías más representativas del estudio transoperatorio y del estudio posoperatorio.

El residente colocó en la pantalla las radiografías que consideró más ilustrativas, esperó la interpretación y el veredicto.

—Efectivamente en las radiografías que tomaron durante la operación con aparato de rayos X portátil, que por cierto no son de muy buena calidad, no se ve con claridad el defecto de llenado del cálculo, tal vez introdujeron mucho medio de contraste, o esté estaba muy concentrado, pero en las radiografías recientes sí se ve la imagen de un cálculo ¿Cómo debemos tratar esta litiasis residual?

—Extraer el cálculo, volver a operar a la enferma.

—Qué fácil, que tal si usted fuera el enfermo, o fuera alguno de sus familiares, ahora tenemos otros recursos — se dirigió a Enrique, residente de gastroenterología y coordinador operativo de la "Clínica de Hígado": "¿Está usted de acuerdo, usted qué piensa?"

—La enferma está en buenas condiciones, la herida quirúrgica está totalmente cicatrizada, así que puede realizarse una colangiografía transendoscópica, con papilotomía y extracción del cálculo —Lo que el endoscopista aprobó con movimientos de la cabeza.

—La sonda en "T" ¿Nos es útil en estos momentos?

—Nos sirve para descomprimir la vía biliar y su trayecto podría utilizarse para sacar el cálculo con una canastilla de Dormia, pero en este caso está impactado en el Ámpula de Vater, por lo que la vía endoscópica y la papilotomía es una mejor opción.

—Le habíamos dicho a la enferma que hoy le quitábamos la sonda y la dábamos de alta — dijo en voz baja el residente de cirugía.

—No importa lo que le hayan dicho, se debe hacer lo mejor para ella, explicarle su situación y tratar de resolverle su problema de la mejor manera posible.

Don Luis se hizo cargo de la situación, a Arnoldo le llamó la atención el cambio de actitud y del tono de voz al dirigirse a la enferma, a quien con amabilidad y palabras sencillas le explicó: "Mire señora ¿Pilar es su nombre?"

—Sí doctor.

—Usted fue operada de urgencia y los doctores resolvieron bien su caso, por eso estamos platicando en este momento, pero persiste un pequeño problema: en las últimas radiografías se ve una piedrita en el conducto que va del hígado al intestino. Usted está bien porque tiene esa sonda por donde sale la bilis, pero es necesario sacar el cálculo que le queda, para que pueda quitarse la sonda y la bilis pase con facilidad al intestino. Antes se requería otra operación, pero actualmente puede resolverse por medio de un procedimiento de endoscopia.

—¿Qué tan difícil es? ¿Es peligroso?

—Desde luego que tiene cierto riesgo, pero es menor que una intervención quirúrgica, se necesita anestesia general y, aunque remota, siempre existe la posibilidad de que se presenten complicaciones. Se van a tomar todas las precauciones y pensamos que es lo mejor para usted.

La enferma se llevó la mano a la barbilla y dijo no muy convencida: "Está bien. ¿Cuándo me sacan la piedra?

—Si le parece bien, dentro de ocho días, para entonces ya tendrá seis semanas de operada. Si está de acuerdo, por favor firme la autorización, el doctor le dará indicaciones y la cita para que se le haga el procedimiento que platicamos ¿Tiene usted alguna duda?

—No doctor, muchas gracias

—Cuando la enferma hubo salido, ya menos inhibido el residente de cirugía dijo: "El siguiente caso tiene cierto parecido, pero al contrario ¿Quiere que lo presente?"

Arnoldo, con cierta sorpresa, notó el cambio en la expresión, actitud y lenguaje de don Luis, quien dijo: "En primer lugar aquí a usted no le corresponde tomar decisiones, además la verdad no entiendo lo que quiere decir con eso de "cierto parecido pero al contrario", ya despertó mi curiosidad, en fin no nos haga perder mas tiempo y lea con claridad su resumen."

—La señora Martha tiene 33 años, ha tenido tres embarazos, el primero hace ocho años resuelto por cesárea, los dos restantes hace seis y cuatro años con parto y puerperio normal. Desde hace tres años presenta dolor cólico en hipocondrio derecho, irradiado a región lumbar del mismo lado, de 15 a 45 minutos de duración, asociado a náuseas y en ocasiones a vómitos, el dolor se ha presentado cada tres a cuatro meses. Las últimas dos crisis dolorosas duraron entre cuatro y cinco horas, hubo discreta ictericia, no hubo fiebre, coluria ni acolia, la biometría hemática y química sanguínea fueron normales, en los dos últimos episodios dolorosos la birirrubina aumentó por arriba de 3 mg/dL, a expensas de la directa y la fosfatasa alcalina aumentó a 168 unidades. En el ultrasonido se observaron imágenes hiperecoicas en la zona vesicular y el colédoco de 11 mm, en una colangiografía intravenosa tomada 15 días después del último dolor, cuando la enferma ya no estaba ictérica se apreció el colédoco un poco dilatado, con varios defectos de llenado de cinco a siete mm en su interior, compatibles con cálculos.

—Bueno menos mal que fue al grano. ¿Cuál es el problema, dónde está "el parecido al contrario" a que hizo referencia.

—Pues en que la enferma tiene colecistitis crónica litiásica, también tiene coledocolitiasis, requiere colecistectomía laparoscópica y una colangiografía transendoscópica con papilotomía y extracción de los cálculos. Pero al contrario que en la enferma que vimos antes, el procedimiento debe hacerse antes de la cirugía y no después.

El Jefe del servicio esbozó una sonrisa pero no dio su brazo a torcer, así que preguntó: "¿La cirugía previa no contraindica la cirugía endoscópica?"

—No lo creo, la cirugía fue en abdomen inferior por lo que no impide que se pueda conseguir un buen neumoperitoneo para operar.

—Pasen a la enferma al otro consultorio, explíquenle su situación. Si está de acuerdo programen la endoscopia y la cirugía y pasemos al siguiente enfermo ¿Quién va a presentar el caso?

—Yo doctor — dijo el residente de gastroenterología.

—Don Roberto tiene 47 años, fue tratado durante mucho tiempo, más de 15 años, con dieta y diferentes medicamentos por molestias posprandiales: plenitud, eructos, agruras y moderado dolor en epigastrio e hipocondrio derecho, en la endoscopia se encontró reflujo gastroesofágico, sin esofagitis, se descartó patología en esófago, estómago y duodeno. En los dos últimos años se acentúa el dolor en hipocondrio derecho con duración entre dos y tres horas, se asocia a náuseas y vómitos ocasionales, por lo que le prescriben analgésicos y antiespasmódicos. Hace 10 meses el dolor no cedió con los medicamentos habituales, apareció fiebre y vómitos persistentes, razón por la cual ingresó a un sanatorio cercano a su domicilio, donde le solicitaron exámenes de laboratorio que mostraron leucocitosis de 17 200, con 88% de neutrófilos, la química sanguínea, pruebas funcionales hepáticas y pruebas de coagulación fueron normales, en la placa simple de abdomen se encontró dilatación gástrica y en el ultrasonido múltiples imágenes compatibles con litiasis en la zona vesicular.

¿Qué tratamiento se indicó?

—A su ingreso se colocó sonda nasogástrica y succión, se administraron soluciones parenterales, antibióticos y analgésicos, a la exploración se palpaba una zona dolorosa en hipocondrio derecho, donde se palpó un empastamiento, se hizo el diagnóstico de colecistitis aguda y se indicó tratamiento quirúrgico.

—¿Qué cirugía se realizó?

—Colecistectomía por vía endoscópica.

—¿Cuáles fueron los hallazgos?

—Hubo problemas desde el momento de hacer el neumoperitoneo, el trocar se colocó con la técnica abierta, bajo visión directa, el epiplón adherido a cara inferior del hígado, colon y duodeno, englobando a la vesícula biliar, dificultó el procedimiento, la vesícula estaba distendida por líquido purulento, que fue necesario evacuar mediante punción, la disección fue difícil, con abundante sangrado, para la hemostasia se utilizaron muchas grapas y el cauterio, identificado el conducto cístico se realizó la colecistectomia y se dejó drenaje en el lecho vesicular, conectado a succión en el posoperatorio.

El Jefe del servicio se volvió repentinamente al residente de cirugía, que estaba un poco distraído: "¿Cómo se llama lo que tuvo este enfermo?"

—Colecistitis aguda, hidropiocolecisto, o sea una vesícula biliar infectada y llena de pus.

—Explíquenos la secuencia por la que llegó a presentarla.

—El paciente tenía litiasis vesicular desde hace mucho tiempo, cuando un calculito obstruía la salida de bilis por el conducto cístico, aparecía el dolor, un "cólico vesicular", se movilizaba el cálculo, otra vez permitía el flujo de bilis y cedía el dolor, cuando el cálculo no se pudo movilizar la obstrucción persistió, primero se acumuló el líquido de secreción en la vesícula y se formó un hidrocolecisto, que después se infectó para dar lugar al piocolecisto.

Don Luis se dirigió al cirujano adscrito: "¿Usted que piensa?" El cirujano acostumbrado a estos desplantes simplemente contestó: "Está bien."

—¿Qué evolución tuvo este paciente?

—La cirugía duró casi cuatro horas, por las dificultades técnicas ya mencionadas. Los primeros días después de la cirugía evolucionó bien, con drenaje sanguinolento, que disminuyó paulatinamente, por lo que a partir del tercer día el tubo de canalización se comenzó a retirar, pero a partir del sexto día comenzó a drenar exudado purulento y bilis, que aumentó paulatinamente hasta llegar a 700 mL en 24 horas, con oscilaciones en el volumen, el drenaje de bilis ha continuado casi igual hasta ahora.

—¿Qué más se hizo?

—Hace cuatro meses se realizó una colangiografía transendoscópica en la que se observa la parte terminal de la vía biliar, el medio de contraste se detiene en la parte media del colédoco, se colocó una endoprótesis. En las primeras semanas disminuyó un poco el gasto por la sonda de drenaje, pero después volvió a aumentar, hasta alcanzar el volumen inicial. Hace mes y medio se realizó una segunda colangiografía transendoscópica, persiste la zona de estenosis en la parte media de colédoco, no se identificó la endoprótesis, se intentó colocar otra sin conseguirlo.

—En concreto ¿Qué tiene este enfermo y qué se debe hacer?

—El enfermo inició su sintomatología con dispepsia funcional, posiblemente secundaria a la patología vesicular, litiasis poco sintomática, que a la larga dio lugar a un cuadro de colecistitis aguda que ameritó cirugía de urgencia. Es probable que durante la intervención quirúrgica, en la que hubo sangrado abundante y dificultades técnicas, se haya lesionado la vía biliar.

—Entonces ¿Cómo se explica que no hayan visto la lesión durante la operación?

—En el momento de la operación no había perforación, como se usan grapas y cauterio para la hemostasia, existe la posibilidad de que la corriente eléctrica haya desvitalizado la pared del colédoco, con perforación tardía, la corriente pudo haberse trasmitido a través de una grapa colocada cerca de la vía biliar.

—¿Qué podemos ofrecerle a este enfermo?

—Este paciente se tiene que reoperar, no queda de otra. Tiene una fístula biliar posquirúrgica, la que se perpetua por una estenosis cicatrizal del colédoco en la parte distal, por lo que se debe realizar una anastomosis bilio digestiva.

—El doctor como cirujano puede ampliarnos su opinión.

—Estoy de acuerdo, el enfermo debe operarse, no se puede contemporizar con la fístula biliar por más tiempo, su presencia ha evitado la presencia de ictericia obstructiva grave, infección y daño hepático secundario, pero es necesario restituir el flujo biliar hacia el intestino.

—Ilústrenos ¿Qué tipo de operación debe hacerse?

—La reconstrucción de vías biliares no es sencilla, debe realizarse una disección cuidadosa en el tejido cicatrizal para identificar la porción proximal del colédoco, lo que tiene riesgo por la cercanía de la arteria hepática y la vena porta, después conectar el colédoco con el intestino. Son intervenciones difíciles, con morbilidad, que requieren paciencia y buen juicio, a veces duran más de cinco horas. La mejor opción es realizar la anastomosis a un segmento desfuncionalizado de yeyuno en Y de Roux, lo que permite que el alimento y el contenido intestinal pasen a la parte distal del tubo digestivo, sin contaminar el árbol biliar.

—¿Quiere decir que el paso del contenido intestinal a las vías biliares da lugar a infección?

—En realidad el reflujo del contenido del tubo digestivo a las vías biliares no es el factor determinante para la producción de colangitis, es más importante que la bilis fluya libremente hacia el intestino, para evitar que la bilis estancada se infecte, por eso debe cuidarse que la anastomosis quede de buen calibre, usar una técnica cuidadosa, material de sutura monofilamento fino, cinco o seis ceros, para evitar la estenosis tardía.

—Pasen al enfermo para que le explique su problema.

La enfermera llamó al paciente, indicándole que se sentara frente al escritorio, después de lo cual el cirujano le explicó: "Don Roberto, usted ya conoce su problema, tiene una fístula biliar persistente por una estenosis de la vía biliar, por lo que debe operarse para que se realice la reconstrucción de las vías biliares. Antes de que usted entrara, estuvimos discutiendo cuál es la mejor alternativa para usted."

—Esto me pasó porque me operaron en ese hospitalito cerca de mi casa, si me hubiera atendido desde el principio en este hospital ya estaría bien.

—Lo que dice no es del todo exacto, la cirugía que se realizó fue de urgencia, las complicaciones pueden ocurrir en cualquier lugar, donde se operó, en este hospital, en Houston, en cualquier lugar, lo importante es que se le resuelva su problema. Sabemos que es una operación laboriosa, que puede haber problemas, pero no hay otro camino. Seguramente ya lo discutió con sus familiares, si está de acuerdo iniciaremos los trámites para programar su operación y proporcionarle las indicaciones correspondientes.

—Como usted dice "no hay de otra", espero que esta vez si me vaya bien ¿Dónde firmo?

—Todos esperamos que todo salga bien, firme aquí.

Le entregaron las indicaciones, la orden de internamiento, el enfermo se despidió: "Gracias, hasta luego doctores" y salió del consultorio con expresión de franca preocupación.

Cuando el enfermo ya se había retirado don Luis dijo con cierta sorna: "Ya ven ustedes lo que pasa después de la "cirugía de rutina". Lo que tiene este enfermo es grave, requiere cirugía con elevada morbilidad y mortalidad nada despreciable, valorando los riesgos y beneficios ¿Qué pasa si el enfermo no se opera?

El residente de cirugía dijo: "La sonda puede taparse o, lo que es peor, salirse, con lo que la ictericia volvería a presentarse."

—¿Qué consecuencias tendría?

—Infección, colangitis secundaria.

—¿Qué más?

Como el residente se quedó callado, Enrique agrego: "A largo plazo produciría daño hepático, si la obstrucción biliar es prolongada puede llegar a la cirrosis biliar secundaria."

—Está bien ¿Qué otros casos tenemos?

—Dos enfermos con ictericia en estudio — dijo Enrique.

—Adelante, veamos el primero.

—Se trata de una enferma de 33 años de edad, doña Martha, que ha tenido dos embarazos con partos normales el último hace cinco años. Ha sido sometida a procedimientos odontológicos, en los que se usó anestesia locoregional, niega otra patología. Hace cuatro años presentó un aparente cuadro enteral, con náuseas, meteorismo y evacuaciones pastosas, un mes después aparece ictericia, coluria y acolia, con dolor en hipocondrio derecho, por lo que se realizan estudios auxiliares. La bilirrubina aumentó a 6.1 mg con 4.9 mg de directa y 1.3 mg de indirecta, la fosfatasa alcalina aumento a 193 unidades, el ultrasonido fue normal, con lo que descartaron la existencia de litiasis biliar. Las transaminasas glutámica oxalacética y pirúbica (TGO y TGP) aspartato y alanino aminotransferasas (AST y ALT) aumentaron más de 10 veces sus valores normales.

—¿Cómo evolucionó?

—Aunque la ictericia, coluria y acolia prácticamente desaparecieron en un lapso de tres semanas, la astenia, fatiga, anorexia han persistido con exacerbaciones y remisiones, al igual que el aumento de las transaminasas y aminotransferasas. Se solicitaron marcadores virales y se encontraron: antígeno de superficie para el virus de la hepatitis B (HBsAg) y el HBeAg, así como el DNA viral por la prueba de la polimerasa.

—¿Cómo se ha manejado?

—Al inicio sólo con reposo, dieta normal y metoclopramida para las náuseas. Cuando se tuvieron los resultados de los marcadores virales, que se mantuvieron igual seis meses después, sin que se encontraran los anticuerpos anticore (anti-HBc), se inició lamivudina, 100 mg al día durante un año. Sin embargo los antígenos permanecieron altos, por lo que se pensó en la aparición de mutación viral y se agregó adefovir.

—¿En qué condiciones se encuentra la enferma?

—Ha persistido la fatiga, anorexia y dolor ocasional de poca intensidad en hipocondrio derecho, pero lo más importante es que las aminotransferasas han permanecido elevadas.

—¿Eso qué indica?

—Probablemente la enferma sea portadora de hepatitis crónica por VHB.

—¿Cómo fundamenta su diagnóstico?

—En la posible trasmisión del VHB a través de las soluciones endovenosas que se aplicaron en su último parto, o la anestesia local que le ha aplicado en varias ocasiones su dentista. Por otra parte, los anticuerpos antinucleares, antimúsculo liso, antinucleares y antimitocondriales resultaron negativos, no hay antecedentes de ingesta de medicamentos potencialmente hepatotóxicos, por lo que se descarta un componente autoinmune, o daño hepático por medicamentos.

—¿Qué más se hizo?

—Una biopsia hepática percutánea, para lo que se pidieron pruebas funcionales hepáticas y pruebas de coagulación completas, en las que se observó una ligera disminución de la albúmina y pruebas de coagulación dentro de límites normales.

—¿Eso qué indica? ¿Cuál fue el resultado de la biopsia?

—Que la función hepática está un poco alterada, aún no entregan el resultado del estudio histopatológico.

— ¿Para qué solicitaron la biopsia?

—Para saber si todavía hay necrosis y datos de inflamación que indiquen actividad de la hepatitis, o fibrosis y nódulos de regeneración que indiquen que ya esta en la fase de cirrosis.

—Y eso ¿Qué utilidad tiene para la enferma?

—Para que se indique tratamiento si hay datos de actividad, también para establecer el pronóstico, el que es más favorable si no hay actividad o fibrosis, no así cuando persiste la actividad y existen datos de cirrosis, que pueden asociarse a manifestaciones de insuficiencia hepática.

—¿Cómo cuáles?

—Intolerancia a la ingesta de proteínas, retención de líquidos, atrofia muscular y eritema palmar, telangiectasias, red venosa colateral en abdomen, sangrado de vías digestivas, y alteraciones de la conciencia en la intoxicación amoniacal y coma hepático.

—Bueno, usted nos esta hablando de una cirrosis avanzada que cursa con insuficiencia hepática, hipertensión porta e insuficiencia hepática ¿No es así?

—Sí doctor.

—¿El estudio histopatológico puede servir para determinar de qué tipo de hepatitis se trata?

—No para diferenciar si es por virus de la hepatitis A, B o C, a menos que se determiné su RNA. En algunos casos de daño hepático por medicamentos se puede encontrar infiltrado por linfocitos y aun granulomas, y en la hepatitis autoinmune puede haber infiltrado por células plasmáticas.

—Muy bien doctor, veo que aprovechó las enseñanzas del Dr. Armenta durante su rotación en el departamento de patología —se volvió para mirar de soslayo al aludido Dr. Armenta, quien sonrió con satisfacción.

—Pidan a la enferma que vaya al departamento de patología a recoger los resultados, y mientras los trae aprovechamos el tiempo para discutir algunos aspectos importantes de esta enfermedad.

—Arnoldo, que se quedó con la idea de que se iba a discutir un caso de ictericia, dijo: "No veo que se trate, de un problema de diagnóstico diferencial de ictericia."

—El problema diagnóstico de la ictericia fue al principio de su enfermedad, en el que hubo ictericia con patrón obstructivo, inclusive se pensó en una indicación quirúrgica —dijo Enrique, para evitar que el Jefe del servicio la emprendiera contra Arnoldo.

—Bien — dijo don Luis: "¿Por qué otra razón tiene importancia esta enfermedad?"

—Porque la hepatitis viral es la hepatopatía crónica más frecuente en todo el mundo y también es una de las causas más importantes de cirrosis y de carcinoma hepatocelular.

—¿Qué importancia tiene saber que virus es el responsable de la hepatitis?

—La hepatitis por VHA y VHE se adquieren por vía oral, son infecciones autolimitadas que en general tienen un curso benigno, en cambio las infecciones por VHB, VHC y VHD se adquieren por vía parenteral y pueden cursar hacia la cronicidad, la cirrosis y el carcinoma hepatocelular.

—¿Sólo estos virus son los responsables de la hepatitis?

—También puede haber hepatitis por virus no hepatotrópicos, como el citomegalovirus, el de Epstein Barr o el herpes simple.

—Entonces ¿Por qué también solicitaron determinación de VHI?

—Porque con frecuencia la infección por este virus se asocia a la hepatitis, en pacientes que reciben transfusiones y sobretodo en adictos a las drogas que comparten el uso de jeringas en mal estado de higiene. De hecho, la lamivudina es el medicamento que se utiliza en el tratamiento del SIDA.

—¿Cuál es la frecuencia de los diferentes tipos de hepatitis?

—La hepatitis por VHA es la más frecuente en México, el 80% de la población tiene anticuerpos para el VHA, la frecuencia es menor en otros países. La frecuencia de la hepatitis por VHB y VHC ha disminuido por el mejor control de los donadores y las condiciones de transfusión sanguínea, los anticuerpos para VHB y VHC se encuentran en menos del 30% de la población.

—¿Tiene importancia saber si se trata de infección por VHB o VHC?

—Sí doctor, la hepatitis por VHB evoluciona hacia la curación en 90% de los casos, uno de cada diez evoluciona a la cronicidad, mientras que en la hepatitis por VHC 80% de los casos tienen una evolución crónica, con predisposición a las complicaciones como cirrosis, hipertensión portal y carcinoma hepatocelular. Además, el tratamiento es diferente, el que debe iniciarse desde el momento en que se establece el diagnóstico.

— ¿Cuál es el tratamiento de la hepatitis por HCV?

—Se recomienda interferón alfa-2 b, a la dosis de 3 millones de unidades por vía subcutánea, tres veces por semana durante tres meses.

—¿Ese es todo el tratamiento?

—No, si no hay respuesta, se continúa con el interferón durante 12 meses y se asocia a ribavirina por vía oral, 400 mg cada 8 horas.

—¿Cómo se controla el tratamiento?

—Con la determinación de RNA de VHC, por la reacción de la polimerasa en cadena, si las copias disminuyen por abajo de 200 000 en los primeros tres meses, indica que la respuesta al tratamiento es favorable.

—¿Este tratamiento en inocuo?

—No del todo, puede dar lugar a fiebre, mialgias, artralgias, depresión y trombocitopenia. Cuando estos síntomas, que se pueden confundir con actividad de la hepatitis, son muy severos y las plaquetas son menos de 100 000, debe suspenderse el tratamiento en forma temporal o definitiva.

De repente se dirigió al residente de cirugía, que por haber estado de guardia la noche anterior hacia esfuerzos para mantenerse despierto: "Doctor, despierte ¿Qué papel tiene la cirugía en estos enfermos?"

—Si a caso, para tratar una hemorragia después de la biopsia hepática o una hemorragia por hipertensión portal.

—Y si la cronicidad es evolutiva, cursa con cirrosis, insuficiencia hepática o carcinoma hepatocelular ¿Qué pueden hacer los cirujanos?

—En ese caso sólo queda el recurso de trasplante hepático.

—Se dice fácil, pero tal vez sea la cirugía más complicada, con elevada morbilidad y mortalidad. Por otra parte, debe realizarse cuando se comprueba que no existe replicación viral, para prevenir la aparición de hepatitis en el órgano trasplantado.

—¿En qué otros enfermos está indicado el trasplante de hígado?

—En la colangitis primaria esclerosante, que ocurre en enfermos con colitis ulcerosa crónica inespecífica, y en la cirrosis biliar primaria. Son padecimientos con etiología autoinmune.

En esos momentos, la enferma llamó a la puerta y dijo: "Aquí están los resultados del estudio de mi hígado."

—Creo que hemos aprovechado el tiempo, la discusión ha sido muy provechosa — se dirigió a la enferma con comedimiento: "Muy bien doña Martha. Quiere pasar?" Abrió el sobre y examinó el informe del estudio de histopatología, por cierto, firmado por el Dr. Armenta.

Todos los asistentes expectantes guardaron silencio, hasta que don Luis dijo: "Doctores el resultado es mejor de lo que esperábamos, no hay necrosis, la inflamación es mínima y no hay fibrosis, así que las lesiones son reversibles y por el momento no hay indicación para trasplante de hígado. Señora es necesario que tenga paciencia, que se cuide, evite la ingestión de tóxicos como el alcohol y medicamentos que puedan dañar su hígado. Antes de tomar cualquier medicina debe consultarlo con su médico, o con nosotros, que desde luego continuaremos controlándola, le daremos cita en seis meses con nuevos estudios de laboratorio, junto con las indicaciones le proporcionaremos un número telefónico al que puede llamarnos si es necesario.

—Gracias doctor ¿Necesito guardar reposo?

—No reposo absoluto, lleve su vida normal, no se exceda en las actividades físicas o en el ejercicio, las actividades físicas estarán determinadas por el cansancio, la fatiga que le produzcan, cuando se canse o sienta fatigada pare y descanse ¿está claro?

—Sí doctor, gracias a todos, nos vemos en seis meses —dijo doña Martha, ya más tranquila y salió sonriente del consultorio.

—Señorita, llame al siguiente enfermo ¿Quién lo va a presentar?

—Yo doctor — dijo el residente de cirugía.

—Adelante.

—Don Anselmo es un enfermo de 57 años de edad, quien gozaba de buena salud hasta hace cuatro meses, cuando inició ictericia, discreta coluria e hipocolia, la que aumentó poco a poco en el curso de un mes. Niega dolor, fatiga, alcoholismo, tabaquismo o ingesta de medicamentos en forma crónica, acostumbra caminar todas las mañanas y ha conservado el apetito. En los exámenes de laboratorio se encontró biometría hemática y química sanguínea normales, bilirrubina total de 7.3 mg/dL, con 5.2 de directa y 2.1 de indirecta, fosfatasa alcalina de 183 unidades, las transaminasas y aminotransferasas también fueron normales, en el ultrasonido abdominal no se demostró litiasis biliar.

—¿Qué más doctor?

—Bueno hace un mes el enfermo presentó hematemesis escasa, seguida de melena abundante durante dos días, inclusive la hemoglobina disminuyó a 9.8 g y lo más sorprendente, es que después del sangrado la ictericia disminuyó hasta casi desaparecer.

—Así que le sorprende lo que le pasó a este enfermo — el residente contestó afirmativamente con el movimiento de la cabeza y se disponía a continuar su presentación, cuando don Luis dijo: "Un momento doctores, vamos a ver que nos dice el nuevo integrante de este selecto grupo, usted ¿Cuál es su nombre y qué hace aquí?

—Arnoldo, doctor, soy residente de segundo año de gastroenterología.

—Con los datos que tenemos ¿Cuál es el diagnóstico más probable?

El paciente tiene ictericia y sangrado de vías digestivas.

Con una sonrisa y tono de burla el Jefe del servicio dijo: "Mire nada más que sagacidad clínica, lo que usted dice lo sabe todo el mundo, hasta la enfermera o el camillero, eso no es ningún diagnóstico lo que quiero que me diga ¿Cuál es la causa de la ictericia? ¿Por qué el enfermo tuvo hemorragia del tubo digestivo? y ¿Qué relación hay entre ellas?

Arnoldo, a pesar de su corpulencia, se vio minimizado, abrió los ojos con sorpresa, se puso pálido, prácticamente se bloqueo y no pudo articular palabra, por lo que el Jefe del servicio dijo en forma despectiva: "A ver Enrique ayude a su compañero ¿qué tiene el enfermo y qué hay que hacer?"

—Pensando en una sola enfermedad como causa de la ictericia y del sangrado, pienso que el paciente puede tener un carcinoma del ámpula de Vater, el cual, al necrosarse y desprenderse, dio lugar a la hemorragia. El esfácelo del tumor pudo restablecer el drenaje de la vía biliar, por lo qué es necesario hacer una esófago gastroduodenoscopia con toma de biopsia.

—Supongo que ya se hizo el estudio ¿Cuál fue el resultado?

—La endoscopia se hizo 48 horas después del sangrado — dijo el residente de cirugía: "Efectivamente, se encontró un tumor en la papila, donde se unen el conducto biliar y el conducto pancreático. El tumor tenía aproximadamente 0.8 cm, con una zona central de necrosis y sin datos de sangrado activo, se extirpó y se hizo hemostasia con electrofulguración."

—¿Qué informaron los patólogos?

—Adenocarcinoma bien diferenciado del Ámpula de Vater en los bordes de la zona necrosada, en la base del tumor no se encontraron células tumorales.

—Bueno ¿Y ahora qué?

—El enfermo está en buenas condiciones, así que para curarlo, se necesita hacer una pancreatoduodenectomía.

—Piense bien lo que dice, lo que usted propone es una operación muy extensa, que puede dar lugar a complicaciones e inclusive a la muerte.

—Dr. Armenta ¿Quiere usted opinar?

—En este enfermo, afortunadamente, se hizo el diagnóstico en las fases iniciales. Se puede considerar que el tumor tiene como punto de partida la mucosa duodenal, su crecimiento es lento y las metástasis son tardías, se trata de una neoplasia *in situ*, por lo que su extirpación endoscópica puede ser suficiente.

—Los demás ¿Están de acuerdo?

—El enfermo debe vigilarse con estudios endoscópicos repetidos, al principio cada cuatro meses, si no se observa recidiva, podrán hacerse cada vez con menos frecuencia, seis meses o un año — agregó el endoscopista.

—Es cierto que la resección pancreatoduodenal es una intervención difícil, que con frecuencia da lugar a complicaciones, su morbilidad y mortalidad son altas. Dados los resultados del estudio histopatológico y las condiciones del paciente, estoy de acuerdo en que se tome una conducta de vigilancia expectante, pero si en posteriores revisiones se detectan datos de actividad tumoral, a pesar del riesgo, se deberá realizar la operación de Whiple, o sea una pancreatoduodenectomía radical.

—Arnoldo, espero que se haya dado cuenta de que necesita estudiar un poco más, llamen al enfermo, le explican su situación y le dan cita para la próxima endoscopia.

—¿Cuántos enfermos nos faltan?

—Ya sólo dos doctor, son dos pacientes con hepatomegalia y masas ocupativas.

—Veo que ahora si organizaron el orden de las presentaciones con una secuencia lógica. Veamos al siguiente enfermo.

—A ver doctor — dijo al residente de cirugía: "Presente el caso antes de que se nos duerma."

Para entonces el residente de cirugía que ahora estaba bien despierto comenzó: "El Sr. Ricardo tiene 52 años de edad, con antecedentes de tabaquismo y alcoholismo desde su juventud, diariamente bebía cerveza y cada ocho días ron u otras bebidas de alta graduación, con frecuencia hasta embriagarse, durante estos periodos dejaba de ingerir alimentos. Hace nueve años presenta moderada ictericia y anorexia, en los exámenes de laboratorio se encontró discreto aumento de las bilirrubinas con transaminasas normales, el ultrasonido fue normal, el enfermo dejó de beber para lo que acudió a un grupo de Alcohólicos Anónimos (AA). La ictericia desapareció y recuperó el apetito, pero en el curso de los siguientes meses notó la aparición de eritema palmar, telangiectasias, disminución de la masa muscular, moderado edema en extremidades inferiores y aumento del volumen del abdomen, en los estudios de laboratorio se encontraron cifras bajas de glucosa y de proteínas a expensas de la albúmina, con inversión de la relación albúmina/globulinas, las transaminasas estuvieron un poco elevadas, al igual que la gama glutamil transpeptidasa.

—Todo eso ¿Qué le indica?

—Que cuando el enfermo fue visto por primera vez probablemente sólo tenía esteatosis hepática, la que evolucionó hacia cirrosis.

—¿Cómo se manejó?

—Desde luego se suprimieron todos los hepatotóxicos como el alcohol, una dieta balanceada hiposódica, espironolactona como antagonista de la aldosterona y vitaminas, en dos ocasiones le transfundieron plasma. En el curso de los siguientes meses casi desapareció el edema y disminuyó el volumen del abdomen.

—Después ¿Qué pasó?

—Estuvo en buenas condiciones durante cinco años, pero sin causa aparente presenta ictericia y fatiga, las bilirrubinas aumentaron hasta más de 10 mg/dL, con 5.2 de directa y 5.6 de indirecta, las aminotransferasas aumentaron más de 10 veces sus valores normales. Se pidieron marcadores virales los cuales fueron negativos para el VHA y VHB, en cambio los anticuerpos contra VHC y el RNA de VHC fueron positivos.

—¿Qué más se hizo?

—Se indicó tratamiento con interferón alfa 2 b y ribavirina, el cuál, al término de dos meses, fue necesario suspender porque presentó fiebre, náuseas, vómitos, dolores musculares y disminución de las plaquetas a menos de 100 000.

—¿Cómo evolucionó?

—Durante los siguientes cuatro y medio años estuvo en condiciones aceptables, con oscilaciones de la ictericia, fatiga y niveles séricos de las aminotransferasas, la retención de líquidos se controló con dieta hiposódica, espironolactona y a veces dosis bajas de diuréticos de asa, pero hace cuatro meses inicia dolor en el hipocondrio derecho, irradiado a el hombro del mismo lado, aumento de volumen del abdomen, fiebre hasta 38 grados y pérdida de peso. Las bilirrubinas que estaban entre 2 y 3 mg/dL aumentaron, lo mismo sucedió con la fosfatasa alcalina, que llegó a 298 unidades, las aminotransferasas y la gamaglutamil transpeptidasa se duplicaron, además, se encuentra alfa fetoproteína por arriba de 500 ng/dL.

—Todo eso ¿Qué indica?

—La aparición de un tumor hepático, de hecho a pesar de la ascitis en hipocondrio derecho se palpa el hígado10 cm por abajo del borde costal, duro, nodular y se auscultó un soplo sobre el área hepática.

—¿Se corroboró la existencia del tumor?

—Sí, en el ultrasonido, tomografía axial computarizada y resonancia magnética nuclear se encontró una masa tumoral en lóbulo derecho y parte del izquierdo, de ocho centímetros de diámetro, así como otras más pequeñas de uno a tres centímetros en el lóbulo derecho.

—¿Cuál es el diagnóstico?

—Carcinoma hepatocelular.

—¿Cómo sustenta ese diagnóstico? ¿Acaso tomaron una biopsia y realizaron estudio histopatológico?

—No doctor.

—¿Por qué?

—Por el peligro de hemorragia, son tumores muy vascularizados, lo que explica el soplo sobre el área hepática, y por el peligro de siembra de células tumorales en el trayecto de la aguja de biopsia.

—Muy bien doctor, ya ve que sí le conviene mantenerse despierto, ahora dígame ¿Cuál debe ser el tratamiento?

—La radioterapia y quimioterapia no son útiles, se ha intentado la quimioterapia sistémica con adriamicina y mitomicina C sin buenos resultados, éstos son mejores con la quimioterapia selectiva, mediante la infusión a través de la arteria hepática. Puede realizarse criocirugía o termoablación, pero la única solución completa es el trasplante hepático, también puede inyectarse por vía percutánea alcohol en el tumor, mientras se espera un donador compatible.

—Muy bien doctor ¿Hay alguna pregunta?

Arnoldo, que trataba de seguir la secuencia de la presentación, se atrevió a preguntar: "¿Por qué mecanismo se produce el carcinoma hepático?"

—Es una pregunta interesante — dijo don Luis: "Aprovechando la presencia del Dr. Armenta, vamos a pedirle que nos ilustre al respecto."

El Jefe del departamento de patología comenzó su disertación: "La oxidación del etanol produce acetaldehído y genera radicales libres de oxígeno, lo que activa la transcripción que codifica el colágeno tipo I, con aumento de la hidroxiprolina, glucoproteínas y proteoglicanos y la consiguiente fibrosis característica de la cirrosis. Como ustedes saben, otra característica del hígado cirrótico es la aparición de nódulos de regeneración, lo que explica el aumento moderado de una enzima oncofetal, la alfa fetoproteína, estos nódulos pueden evolucionar hacia la displasia, metaplasia y neoplasia, sobre todo cuando existe deficiencia de los genes inhibidores del crecimiento tumoral como el P-53."

—Ya ven ustedes la importancia de la biología molecular y de la genética en muchas enfermedades, continúe por favor Dr. Armenta.

—Como ustedes saben, el VHB se integra al genoma humano en los hepatocitos, su relación con el desarrollo del carcinoma hepatocelular se demuestra por la presencia de partículas virales dentro del tumor, la asociación con el VHC es diferente, es un virus RNA que no se integra al genoma humano, por lo que la tumoración se produce a través de la regeneración, hiperplasia, displasia, que puede llegar a la neoplasia. El tumor por VHC ocurre en pacientes cirróticos, puede asociarse con aflatoxinas, producidas por un hongo el *Aspergillus Flavus* que se encuentra en los cereales almacenados. Los tumores son más frecuentes en pacientes expuestos a las aflatoxinas, también se ha observado sinergismo entre éstas y el VHB.

—El panorama no es muy alentador — dijo el Jefe del servicio: "¿Cuál es el pronóstico?"

El cirujano intervino: "El crecimiento del tumor es muy rápido, con una sobrevida de cinco a seis meses después de establecido el diagnóstico, el trasplante hepático es un procedimiento con alta morbilidad y mortalidad, además, existe la posibilidad de recidiva tumoral en el hígado trasplantado."

—¿Qué otro problema existe en el trasplante de hígado?

—Desde luego el rechazo, para lo que se tienen que administrar inmunosupresores. Actualmente contamos con algunos como la ciclosporina y el tracolimus, que han mejorado los resultados a mediano y largo plazo, también pueden administrarse corticoides, pero todos estos medicamentos favorecen la aparición de infecciones. Tal vez los anticuerpos monoclonales y los inhibidores de la proliferación celular, muchos de ellos en fase de investigación, sean la solución en el futuro.

—Pues bien, llamen al enfermo, tenemos que explicarle su situación y con qué expectativas cuenta.

—¿Le van a decir que tiene un cáncer? — dijo Arnoldo sorprendido.

—Es lo mejor, en consultas anteriores ya se le ha sugerido esta posibilidad, pero se le tiene que hablar con la verdad. Pasen al enfermo.

Las condiciones de don Ricardo se habían deteriorado mucho, se sentó frente al escritorio para escuchar a don Luis, que nuevamente cambio su actitud, de altiva e, inclusive, agresiva con los residentes, a una actitud amable, afectuosa, utilizando un lenguaje sencillo: "don Ricardo ¿Se acuerda que habíamos platicado de la posibilidad que usted tuviera un tumor en el hígado?"

—Entonces ¿No es la cirrosis?

—La cirrosis en el hígado la tiene desde hace varios años, pero desgraciadamente se han agregado otras enfermedades, la hepatitis que tuvo hace cuatro años y ahora el tumor desde hace cuatro meses. De tal manera que lo único que se puede hacer es extirpar el hígado que tiene el tumor y colocarle el hígado de otra persona, ya se tomaron las pruebas de laboratorio en espera de un donador compatible.

—La cosa no está fácil ¿Verdad?

—No don Ricardo, el problema es complicado.

—¿Me puedo morir?

—Su enfermedad es grave y está muy avanzada, pero le repito, lo único que se puede hacer es un trasplante de hígado, las posibilidades de complicaciones siempre existen.

—¿Cuándo se harían el trasplante?

—Depende de la disponibilidad de un órgano adecuado, que se cuente con un donador compatible, los resultados de sus exámenes de sangre ya están en el Registro Nacional de Trasplantes, tenemos su teléfono, así que cuando se tenga un hígado adecuado lo llamaremos ¿Está de acuerdo?

—No me queda otra, gracias. Tomó la hoja de indicaciones y salió sin despedirse, francamente deprimido.

—La Dra. Violeta hoy ha estado muy callada ¿Tiene algo que decirnos?

—No hay mucho que decir, las condiciones del enfermo son muy malas, su expectativa de vida es muy corta, tal vez cuatro o cinco meses, es muy posible que muera esperando la llegada de un donador, de cualquier manera si se llega ha realizar el trasplante la morbilidad y mortalidad de este procedimiento son muy altas, pero en fin, cuando menos el enfermo se fue a su casa con cierta esperanza.

—Una opinión muy femenina, no nos pongamos sentimentales, veamos al último enfermo ¿Quién va a hacer la presentación?

—Yo doctor — dijo el residente de cirugía.

—Otra vez usted, bueno, pero si no hay otro remedio lo escuchamos.

—El Sr. Bulmaro tiene 49 años, originario del estado de Hidalgo, acostumbra la ingesta de bebidas alcohólicas desde su adolescencia, pulque con las comidas, el cuál cambió por cerveza cuando se traslado a la Ciudad de México, ocasionalmente en las fiestas tomaba mayor cantidad de alcohol, tequila o ron, a veces hasta emborracharse. Desde que se acuerda tiene periodos con evacuaciones pastosas en número de dos a tres al día, con moco y meteorismo, las que alternan con evacuaciones normales. Hace cuatro meses presenta dolor en el cuadrante superior derecho del abdomen, plenitud después de las comidas, náuseas, astenia, discreta ictericia y fiebre.

—Hasta aquí es un enfermo similar al anterior ¿Qué otros datos tiene?

—En la exploración se encontró hepatomegalia, el borde inferior del hígado se palpó 8 cm por abajo del borde costal, liso y doloroso, también había dolor en los espacios intercostales y con la trepidación (basculación o puñopercusión) el abdomen estaba distendido con dolor que se exacerbaba a la descompresión, con peristaltismo disminuido. Los exámenes de laboratorio informaron leucocitosis de 21 300 con 90% de neutrófilos, bilirrubinas de 2.7, fosfatasa alcalina de 214 unidades, las aminotransferasas fueron normales.

—¿Qué otros estudios auxiliares se solicitaron?

—Una telerradiografía de tórax, en donde se aprecia elevación del hemidiafragma derecho, con un derrame que borra el seno costodiafragmático. En la placa simple de abdomen se observó hepatomegalia que rechaza el colon transverso y el estómago, con dilatación del intestino delgado. En el ultrasonido se apreció una imagen circular hipoecóica de 12 cm de diámetro en la parte inferior del lóbulo derecho, cerca del borde inferior, lo que se ve con más claridad en la tomografía axial computarizada.

—Bueno, con esos datos ya hay diferencia con el caso anterior — dijo don Luis: "Tal vez se trate de un caso de "cáncer de hígado mexicano." Al ver la expresión de asombro de Arnoldo, quien abrió desmesuradamente los ojos, le pregunto: "Cuáles son las similitudes y diferencias en estos enfermos"

—Los dos enfermos tienen antecedentes de alcoholismo y hepatomegalia dolorosa, la ictericia y elevación de enzimas hepáticas es clara en el primero, así como el ataque al estado general, en cambio, la fiebre y leucocitosis es más acentuada en el último. Las características del hígado también son diferentes, duro y nodular en el primero y, por el contrario es blando, liso y doloroso en el segundo.

—¿Encuentra diferencia en los estudios de imagenología?

—En ambos pacientes existe un defecto de llenado en el área hepática, de mayor densidad en el primero. En el enfermo que estamos viendo existen elevación del diafragma derecho, datos de irritación pleural y peritoneal, manifestadas por derrame pleural y dilatación de asas intestinales.

—Creo que ahora ya no hay razón para que se sorprenda dígame ¿A qué me refería cuando dije que el enfermo podía tener un cáncer mexicano? ¿Qué puede tener este enfermo?

—A un probable absceso hepático amebiano.

—¿Cuál fue el diagnóstico de ingreso y cómo se manejó?

—El diagnóstico fue de absceso hepático amebiano del lóbulo derecho con inminencia de ruptura a la cavidad peritoneal. Se trató con ayuno, soluciones parenterales y metronidazol por vía intravenosa, 500 mg cada 8 horas.

—¿Cómo evolucionó el paciente?

—Se mantuvo este tratamiento durante cinco días, sin una mejoría ostensible, los exámenes de laboratorio e imagenología permanecieron prácticamente iguales, por lo que se discutió si se realizaba drenaje del absceso, por cirugía o por punción.

—Y ¿qué se hizo?

—Previas pruebas de coagulación se optó por la segunda opción, así que, bajo control con ultrasonido y anestesia local, se realizó punción con un trócar grueso, se extrajeron 1 200 mL de pus achocolatado, después de lo cual se inyectó aire y medio de contraste yodado en la cavidad del absceso.

—¿Para que se inyectó aire y medio de contraste en la cavidad del absceso?

—Para valorar mejor su evolución, para facilitar su seguimiento y control.

—¿Y cuál ha sido su evolución.

—Después de la punción el dolor y la fiebre disminuyeron, al igual que la distensión abdominal, el peristaltismo se restituyó y toleró la vía oral, se continuó con 1 g de metronidazol cada 24 horas durante 10 días y se agregó un antibiótico, una cefalosporina de tercera generación.

—¿Por qué se prescribieron antibióticos, se mandó cultivar el líquido que se extrajo?

—Sí doctor, pero no desarrolló gérmenes, aunque el contenido de los abscesos hepáticos amebianos está formado por el producto de la lisis del tejido del hígado y habitualmente es estéril, se agregó un antibiótico por el peligro de contaminación e infección después de la punción.

—Muy bien ¿Después qué paso?

—El enfermo fue dado de alta cinco días después de la punción, para continuar con tratamiento ambulatorio, también se administraron antiamebianos de acción intestinal. El enfermo se siente bien, no ha presentado fiebre y se le ha dado seguimiento con ultrasonidos cada dos meses, en el último se ve que la cavidad se ha reducido en más de 80%.

—Déjeme ver el ultrasonido — el residente lo colocó en el negatoscopio, don Luis lo observó con cuidado y dijo: "Efectivamente, el absceso ha sido sustituido por parénquima normal, lo que habla del gran poder de regeneración del hígado."

—¿Qué otros medicamentos ha recibido?

—Al terminar la segunda serie de metronidazol por vía oral, se administraron cloroquinas durante un mes, realmente este enfermo requirió pocos analgésicos.

—Usted doctor ¿Quisiera decirnos cuál es el papel de la cirugía en estos enfermos?

—La frecuencia del absceso hepático amebiano ha disminuido ostensiblemente, al igual que su gravedad, tal vez se deba a que ahora se diagnostican en fases más tempranas. Hace una o dos décadas, con frecuencia veíamos complicaciones como apertura a la cavidad peritoneal, pleura, pericardio y aun a los bronquios, realizábamos cirugía para tratar estas complicaciones o por resistencia al tratamiento médico, que era a base de dehidroemetina y cloroquinas. Actualmente es muy raro que operemos a un paciente por absceso hepático amebiano.

—Dra. Violeta. Usted ¿qué piensa de esta situación?

—La disminución de su frecuencia puede deberse al uso del metronidazol y otros imidazoles, en nuestro medio es muy frecuente la prescripción de antiamebianos por patología de colon, aunque no se deba a parasitosis por ameba. Quiero pensar que además de la quimioprofilaxis, su disminución también se deba a mejoría en las condiciones sanitarias, como agua potable y drenaje, o simplemente a mejores hábitos de higiene. Pero como ahora se presenta con menos frecuencia, no se piensa en él, por lo que se diagnostica en fases avanzadas o cuando ocurren complicaciones.

—Creo que ha sido una mañana productiva, hemos visto una buena variedad de enfermos que han suscitado interesantes preguntas, respuestas y comentarios, que espero les hayan dejado enseñanzas útiles — Arnoldo no tuvo más remedio que aceptar con un movimiento afirmativo de la cabeza: "Pasen al enfermo, lo dan de alta con sus respectivas indicaciones, sin olvidar las recomendaciones higiénicas, nos vemos dentro de ocho días."

CAPÍTULO 6

PÁNCREAS

A pesar de su situación retroperitoneal profunda en la cara posterior del abdomen, adosado a la columna vertebral y los grandes vasos, el páncreas con un peso de sólo 100 g es un órgano muy importante, por sus funciones y la variedad de patología a la que da lugar, las dificultades para su diagnóstico y tratamiento. El 99% tiene una función exocrina orientada a la producción de enzimas necesarias para la digestión, mientras que no más de 1 g de células diseminadas entre el tejido pancreático tiene una función endocrina, con la producción de múltiples hormonas que pasan directamente a la circulación. Por lo anterior, en el Hospital de Especialidades se decidió formar un grupo de trabajo para el manejo de estos enfermos en los diferentes servicios de hospitalización, Unidad de Cuidados Intensivos y Consulta Externa.

En el grupo de trabajo se integraron gastroenterólogos, internistas, intensivistas, endocrinólogos, cirujanos, endoscopistas y radiólogos, quienes, de acuerdo con las características del padecimiento, participan en la discusión en cuanto a la indicación y uso de diferentes procedimientos para el diagnóstico y el tratamiento. Aquella mañana, algunos de los integrantes del grupo se encontraban en el servicio de gastroenterología para revisar, en forma conjunta, dos enfermos con patología pancreática. Acordaron ver, en primer término, los expedientes en la sala de juntas y en seguida ver a los enfermos, para tomar las decisiones más adecuadas.

Con su característico aire de suficiencia el Jefe de gastroenterología dio inicio a la discusión: "Doctor ¿Quiere comenzar con el primer caso?"

—El enfermo de la cama 27.

—¿Su nombre?

—Nicolás del Fuerte, para servirle.

—Todos sabemos cómo se llama usted, me refiero al nombre del enfermo, ya sabe que no debe referirse a los enfermos por el número de la cama que ocupan o el padecimiento que tienen.

—Perdone maestro, el señor Juan Pereyra, de 34 años de edad, fue enviado al servicio de urgencias hace tres semanas con el diagnóstico de "abdomen agudo". Refieren que 18 horas después de una comida abundante acompañada de bebidas alcohólicas, presentó dolor muy intenso en epigastrio, transfictivo e irradiado a hipocondrio izquierdo, acompañado de vómitos y distensión abdominal. Es un enfermo obeso, quien a su ingreso cursó con hipotensión, taquicardia y taquipnea, estaba en posición "de gatillo", el abdomen distendido y con dolor en toda su extensión, que aumentaba con la descompresión, no se auscultaba peristaltismo.

—¿Ustedes qué pensaron? ¿Cómo lo manejaron?

—En la percusión detectamos timpanismo en el área hepática, por lo que pensamos que se trataba de una úlcera péptica perforada, solicitamos exámenes de laboratorio, telerradiografía de tórax y placa simple de abdomen, se colocó una sonda nasogástrica y se inició la infusión de soluciones parenterales.

—¿Cuáles fueron los resultados?

—En la biometría la Hb de 17.2 g, 12 100 leucocitos con 75% de neutrófilos, amilasa sérica de 1630 unidades, glucosa 136, urea 32 y creatinina de 2.1 mg/dL, en los electrólitos se encontró discreta disminución del cloro, potasio y la reserva alcalina. En la telerradiografía de tórax se apreció elevación del diafragma izquierdo, con un pequeño derrame que borraba el seno costo diafragmático, no se vio neumoperitoneo y en la placa simple de abdomen se observó dilatación del estómago y del colon, que se sobreponía al área hepática, así como asas de intestino distendidas.

—Con estos datos ¿Cambió su impresión diagnóstica inicial?

—Sí, desde luego. Al principio pensamos que el enfermo requería tratamiento quirúrgico, pero con los anteriores datos pensamos que tenía una pancreatitis aguda y decidimos manejarlo con tratamiento médico a base de descompresión gastrointestinal, soluciones parenterales, analgésicos no opiáceos e inhibidores de la secreción gástrica, se internó para vigilancia y para continuar con su tratamiento.

—¿Por qué no usaron opiáceos? Son más potentes y se quita mejor el dolor ¿No creen?

—Sí, son más potentes, pero producen espasmo del esfínter de Oddi, por lo que no están indicados en la pancreatitis.

—¿Cómo ha evolucionado?

—Al principio no muy bien, persistió el íleo paralítico, el dolor abdominal comenzó a disminuir hasta el tercer día y el peristaltismo se restableció hasta el cuarto día de ingreso. En la exploración física notamos unas zonas equimóticas periumbilicales y en región lumbar izquierda. En los exámenes de control la Hb disminuyó a 12.3 g los leucocitos disminuyeron a 10 100, la amilasa disminuyó paulatinamente hasta que ocho días después llegó a cifras normales, la química sanguínea y electrólitos también se normalizaron, el calcio y la proteína C reactiva siempre estuvieron normales.

—¿Cómo interpretaron la disminución de la hemoglobina?

—Posiblemente con la hidratación se corrigió la hemoconcentración.

—Aunque también pudo haber sangrado, recuerden que el paciente presentó equimosis en la pared abdominal, el signo de Cullen en la región umbilical y el de Grey Turner en el flanco izquierdo ¿Cómo resultaron los estudios de imagenología de control?

—El derrame pleural izquierdo desapareció, al igual que la dilatación gástrica, de asas intestinales y de colon, en el ultrasonido no se encontró aumento del tamaño del páncreas, no se detectó litiasis biliar, en una tomografía axial computarizada, tomada ayer, se ve el páncreas aumentado de tamaño, con edema peripancreático y una colección líquida en el cuerpo de 5 cm de diámetro.

—Bueno, pero el enfermo ¿Cómo se encuentra?

—Bastante bien, no tiene dolor, tolera la dieta blanda, los exámenes de laboratorio están prácticamente normales, pensábamos darlo de alta, pero con los hallazgos de la tomografía a lo mejor se necesita hacer algo más

—¿Cómo qué?

—El paciente tiene un seudoquiste que tal vez requiera drenaje o punción.

—No doctor, dejen al enfermo tranquilo, los seudoquistes de 5 cm o menores casi siempre se resuelven solos. Vamos a revisar al enfermo y decidimos.

Todos siguieron al Jefe del servicio, quien se colocó a la derecha del enfermo y comenzó a explorarlo, palpando el abdomen y las regiones lumbares le preguntó: "¿Cómo se siente don Juan, le duele aquí?"

—No doctor, nada más siento la presión de su mano.

—¿Cómo se siente después de comer?

Con lo poquito que me dan aquí, pues bien.

—¿Ha obrado, tiene molestias al defecar?

—No doctor, estoy obrando bien, voy al baño una o dos veces al día, sin ninguna molestia.

—Mire, ya revisamos su expediente y los estudios que se le han hecho. A pesar de que lo que tuvo es delicado, ha evolucionado bien, pero en la tomografía que le tomaron ayer se ve una pequeña colección líquida en el páncreas.

—Y eso ¿Qué quiere decir?

—Que no esta del todo bien, que tiene una pequeña cavidad llena de líquido en el páncreas, lo que llamamos un seudoquiste, por lo que debe continuar con tratamiento: dieta, antiácidos, analgésicos y eso sí, nada de alcohol.

—¿Es peligroso, qué me van a hacer?

—Por el momento nada, el seudoquiste es pequeño y lo más probable es que, si se cuida, se resuelva solo, creo que puede darse de alta. Desde luego necesita vigilarse, así que si le parece bien lo vemos en un mes, en consulta externa con una tomografía de control ¿Tiene alguna duda?

—No doctor, todo esta claro.

—Muy bien, entonces el doctor le dará las indicaciones y la solicitud para la tomografía, y recuerde "nada de alcohol". Vamos a la sala de juntas para discutir el otro caso.

Una vez que todos tomaron su lugar alrededor de la mesa de juntas, le indicó al residente de cirugía: "Por favor doctor, presente el siguiente enfermo."

—Se trata de una paciente de 28 años de edad.

—¿Su nombre?

—Rosa, se llama Rosa, la señora ha tenido tres embarazos con partos y puerperios normales hace cinco, tres y un año. Después del último ha presentado dolor en epigastrio e hipocondrio derecho de poca intensidad, con una duración de 15 a 30 minutos, acompañado de náuseas sin llegar al vómito. Los episodios dolorosos se han presentado cada mes o mes y medio y han cedido con la ingesta de antiespasmódicos y analgésicos, pero hace un mes fue de mayor intensidad y duración, por lo que requirió la administración de medicamentos por vía intravenosa. Hace ocho días el dolor fue más intenso, transfictivo, acompañado de vómitos, no cede con la aplicación de analgésicos y antiespasmódicos, por lo que acude al servicio de urgencias.

—¿En qué condiciones ingresó?

—La enferma estaba un poco deshidratada, con TA de 100/60, taquicardia de 110 y temperatura de 37.5, con fascies dolorosa, actitud defensiva, encontramos hipoventilación basal, el abdomen distendido, con dolor generalizado, más intenso en hipocondrio derecho, no había peristaltismo. Se colocó una sonda nasogástrica, se tomó sangre para estudios de laboratorio, se inició la administración de soluciones parenterales, antiespasmódicos y analgésicos, también se tomó una telerradiografía de tórax y una placa simple de abdomen.

—¿Cuáles fueron los resultados?

—En la biometría se encontró Hb de 17 g, posiblemente por la deshidratación, 14800 leucocitos con 87% de neutrófilos, glucosa de 190, urea 43 y creatinina 2.4 mg/dL, amilasa sérica de 1060 unidades. En la telerradiografía de tórax se vio elevación del diafragma izquierdo y en la placa simple de abdomen dilatación gástrica, de colon transverso y de asas intestinales.

—¿Solicitaron ultrasonido abdominal?

—En urgencias no doctor, porque había mucho gas en intestino, se tomó después.

—¿Cómo evolucionó la enferma?

—Se hospitalizó, se continuó con la descompresión del tubo digestivo, analgésicos y antiespasmódicos y se agregó una cefalosporina de tercera generación, el dolor y la distensión abdominal cedieron, el tránsito intestinal se restableció al cuarto día, la amilasa descendió a 99 unidades, por lo que se retiró la succión nasogástrica. La enferma ha tolerado la dieta líquida sin presentar dolor, se tomó un ultrasonido abdominal, en el que se encontraron múltiples imágenes hiperecoicas en la zona vesicular.

—Todo eso ¿Qué le indica?

—Que la enferma tuvo una pancreatitis aguda de origen biliar, por eso se agregó la administración de antibióticos.

—Creo que el diagnóstico no ofrece dificultades, el punto a discusión es ¿Qué hacer ahora con la enferma? Tal vez el Dr. Llanos como cirujano pueda darnos su opinión.

—El manejo de los dos enfermos que vimos hoy es totalmente diferente, el primero tuvo una pancreatitis aguda de etiología etílica, su tratamiento es conservador, inclusive, de la complicación que tiene ahora, un seudoquiste de menos de cinco centímetros puede remitir. En cambio, la segunda tuvo una pancreatitis de etiología biliar, la cual aunque haya respondido al tratamiento médico, debe tratarse por medio de cirugía, debe efectuarse colecistectomía.

—¿Cuándo es conveniente operar a la enferma?.

—Está en la segunda semana de evolución en la que existe edema y poca vascularización, lo que facilita la cirugía, por lo que puede operarse ahora, de lo contrario, deberá esperarse hasta después de la quinta semana. Lo más conveniente es que se opere durante este internamiento, ya que, si se da de alta, existe el peligro de que presente otro episodio de pancreatitits aguda y tenga que realizar cirugía en condiciones menos propicias.

—Bien, veamos a la enferma. Cuando llegaron a su cama se dirigió al cirujano: "Dr. Llanos quisiera explorar a la enferma y explicarle su situación."

El Dr. Llanos se colocó a la derecha de la enferma y le preguntó: "¿Cómo se siente? ¿Ha vuelto a tener dolor?"

—No doctor, solamente tengo una ligera molestia cuando me tocan abajo de la costilla.

—Vamos a ver — exploró todo el abdomen hasta llegar al hipocondrio derecho: "¿Le duele aquí? Por favor, inspire profundo."

—¿Cómo dice?

—Tome mucho aire ¿Le aumenta el dolor cuando respira profundo?

—Tal vez un poco, pero mucho menos que cuando llegué.

—Veo que ya esta comiendo mejor ¿Tiene alguna molestia después de comer?

—No doctor, pero procuro comer poquito, no me vaya a dar el dolor.

—Veo que no ha tenido fiebre, esta defecando y canaliza gases sin problemas, ha respondido al tratamiento y está en buenas condiciones. Lo que tuvo fue un cuadro de pancreatitis aguda leve de origen biliar, usted tiene cálculos en la vesícula y necesita operarse para que no vuelva a presentarse la pancreatitis.

—¿Y cuándo sería la operación?

—Mire Doña Rosa, como ya se hicieron todos los estudios, usted podría operarse mañana mismo.

—Está bien, al mal paso darle prisa.

—No es ningún mal paso, esperamos que todo salga bien, así que le van a traer las hojas de autorización para que las firme y mañana la operamos a primera hora.

—Está bien, gracias doctor.

En el pasillo el Jefe de gastroenterología dijo: "Bueno hoy la reunión fue breve, así que si no hay otro asunto que tratar nos vemos mañana, hasta luego doctores."

Al día siguiente los cirujanos integrantes del grupo y los residentes de cirugía se trasladaron a la Unidad de Cuidados Intensivos, para discutir la conducta a seguir en dos enfermos con pancreatitis aguda grave internados en ese servicio. La tónica de la discusión fue diferente, centrándose en las alternativas de continuar con el tratamiento conservador, a base de medidas de sostén y manejo de las insuficiencias orgánicas o funcionales, o realizar un tratamiento quirúrgico, así como elegir el mejor momento para realizarlo.

El primer enfermo lo presentó uno de los médicos adscritos a la Unidad, quien refirió los datos que consideró más importantes: "El Sr. Nicolás tiene 40 años, fue atendido inicialmente en un hospital periférico, a donde ingresó con el diagnóstico de pancreatitis aguda. Por la falta de respuesta al tratamiento médico y por tener tres de los criterios de Ranson, se consideró que era necesario enviarlo a un hospital de tercer nivel. A su ingreso, lo revisamos en urgencias junto con los cirujanos y se decidió internarlo en esta Unidad."

La coordinación de la sesión que en forma alterna la realizaba el Jefe de la Unidad o el Jefe de cirugía, ese día correspondía a este último, quien pregunto: "¿Cómo vieron al enfermo a su ingreso?"

—En muy malas condiciones, con hipotensión, taquicardia, taquipnea, alteraciones del estado de la conciencia, hipoventilación pulmonar basal, abdomen muy distendido, se palpó un plastrón en epigastrio y se detectó líquido libre en la cavidad abdominal, la amilasa sérica era de 3600 unidades, en la química sanguínea se informó aumento de la glucosa, urea y creatinina, la Hb de 17.8 g determinada en el hospital de origen disminuyó a 14.3 g, con 17400 leucocitos, además, había disminución del calcio a 7.9 mg y déficit de base de 5 mEq/L, por lo que se catalogó como portador de pancreatitis aguda grave.

—¿Está de acuerdo? Le preguntó a uno de los residentes de cirugía.

—Sí maestro, creo que el enfermo tenía una pancreatitis necrótico hemorrágica.

—Pongámonos de acuerdo, a partir de la Clasificación de Marsella en 1963 se consideraban las variedades edematosa, hemorrágica, necrótico hemorrágica y necrótica de la pancreatitis aguda, pero en la Reunión de Atlanta en 1997, se divide en leve, que generalmente corresponde a la primera, y grave, que generalmente corresponde a la última. La hemorrágica puede tener evolución leve o grave, mientras que la necrótico hemorrágica casi siempre es grave. En esta clasificación, más que los cambios locales, se toma más en cuenta la repercusión general de la enfermedad, además agrega las colecciones líquidas y los abscesos pancreáticos. Es importante que hablemos el mismo idioma, las discrepancias en los informes se debe a la falta de acuerdo en la nomenclatura ¿Qué más? ¿Cómo se manejó?

—El enfermo tenía insuficiencia orgánica múltiple: choque tratado mediante la reposición de líquidos con cristaloides y coloides, para tener un volumen circulante efectivo, insuficiencia respiratoria, por lo que se realizó intubación endotraqueal y se colocó respiración asistida e insuficiencia renal tratada con la reposición de líquidos y diálisis peritoneal. La gran distensión abdominal interfería con la ventilación, por lo que se efectuó punción abdominal en la que se obtuvo líquido hemorrágico, con gotitas de grasa, en el que se dosificaron más de 4 000 unidades de amilasa por dL, inicialmente se evacuaron 5 700 mL a través de un catéter de diálisis se llevó a cabo lavado peritoneal, cuando después de 18 baños el líquido estaba claro y ya no se encontró amilasa en él, se comenzó a dejarlo en la cavidad peritoneal para el intercambio dialítico, que se prolongó durante dos días. Con lo anterior descendió la retención azoada.

—¿Usted piensa que con lo anterior se resolvió el problema?

—No doctor, el lavado peritoneal y la diálisis contribuyeron para que mejorara el paciente, pero tiene diez días de evolución y no ha sido posible retirar la respiración asistida, persiste el íleo paralítico y en una tomografía axial dinámica se ve aumento del volumen del páncreas, con disminución de la perfusión en algunas zonas, opacidad y colecciones alrededor del páncreas, por lo que pienso que el enfermo debe operarse.

—¿Ha tenido fiebre, cómo está la biometría hemática?

—La temperatura ha oscilado entre 38 y 39 grados, tiene Hb de 14.8 g, leucocitos de 14 200 leucocitos con 80% de neutrófilos.

—Dr. Llanos ¿Usted que piensa?

—El enfermo está en condiciones estables, no hay signos de peritonitis ni de sepsis, en la tomografía dinámica el páncreas se ve bastante conservado, con tejido necrótico y líquido alrededor de él, creo que se debe continuar nutrición parenteral y medidas de sostén, para intervenirlo quirúrgicamente en la tercer semana, cuando la extirpación del tejido necrótico, la "secuestrectomía", es más sencilla con mejores resultados.

—Yo insisto en que el enfermo debe operarse antes — dijo el médico intensivista.

—Esta discusión, al parecer paradójica, no es nueva, el internista que quiere que el enfermo se opere para mejorar sus condiciones y el cirujano que no encuentra una indicación precisa. Y quiere que se mejoren sus condiciones para operarlo. Para eso son estas reuniones, para ponernos de acuerdo. Desde luego la cirugía en la fase aguda temprana no ha demostrado ser benéfica, en la pancreatitis aguda la cirugía se reserva a las complicaciones: hemorragia, necrosis peripancreática, seudoquistes o abscesos, en este caso estoy de acuerdo con el Dr. Llanos, es mejor esperar a la tercer semana de evolución, vigilando al enfermo, por si surge alguna complicación que requiera cirugía ¿Están ustedes de acuerdo?

El intensivista, no del todo convencido, asintió con la cabeza y le dejó el lugar a su compañero para la presentación del siguiente caso.

—Este enfermo es ampliamente conocido por todos, don Salvador es médico, presentó un cuadro de pancreatitis aguda grave al parecer de origen etílico.

—¿Por qué al parecer?

—Porque no sabemos a ciencia cierta la cantidad de alcohol que ingirió el doctor.

—Por favor continúe.

—El enfermo fue atendido en esta unidad por presentar insuficiencia orgánica múltiple tratada con las medidas habituales de sostén. En la segunda semana presentó datos de infección peritoneal y sepsis, la tomografía axial dinámica mostraba zonas de necrosis pancreática y peripancreática, por lo que se intervino quirúrgicamente. En la operación se encontró líquido hemorrágico, coágulos y zonas necrosis sobre el páncreas, en el cual era difícil diferenciar el tejido sano del patológico. Se hizo limpieza de la cavidad abdominal, taponamiento y se dejó el abdomen abierto cubierto por plástico para posteriores limpiezas.

—Así que se operó en la segunda semana, muy pronto y, realmente hubo poco quehacer.

—Es que se tuvo la duda diagnóstica en cuanto al origen del cuadro peritoneal y la sepsis, no se descartaba la isquemia intestinal o la perforación de una víscera hueca.

—Recuérdenos su evolución y ¿Cuáles son los puntos a discusión?

—Con intubación endotraqueal, respiración asistida y sedación, se ha llevado a cabo limpieza de la cavidad con irrigación y taponamiento sobre plástico, al principio cada 24 horas después cada dos, tres y cuatro días. La evolución fue tortuosa, por lo prolongada, fue necesario realizar traqueostomía para el soporte respiratorio y yeyunostomía para alimentarlo, presentó varios episodios de sangrado, ha requerido transfusión de paquete globular y plasma. El taponamiento ha sido cada vez más pequeño y se retiró totalmente hace una semana, se consiguió la granulación de la herida y cicatrización de segunda intención.

—Entonces ¿cuáles son los puntos a discutir? ¿Cuáles son las condiciones actuales?

—El enfermo ha cursado con cifras altas de glucemia, que requieren control con insulina, tolera dieta blanda y el tránsito intestinal se ha regularizado, tiene una hernia incisional y aún tiene la sonda de ileostomía.

—Dr. Llanos, usted que ha estado cerca de este enfermo, díganos cómo cree que debemos manejar a este enfermo.

—El enfermo tiene dos meses de evolución con varias secuelas: diabetes por la destrucción del páncreas, la hiperglucemia debe manejarse con insulina, existe desnutrición por lo que se debe continuar con nutrición mixta, oral y enteral, retirar la sonda de yeyunostomía cuando ya no sea necesaria. El enfermo puede pasar al servicio de cirugía, tal vez en unos días pueda darse de alta, se deben valorar las condiciones de la pared abdominal en tres meses, para su posible reconstrucción con una malla.

—Muy bien, en estos dos enfermos hay muchos aspectos que merecen ser comentados, independientemente de la etiología, existe una activación de las enzimas proteolíticas en el interior del páncreas, que produce daños de intensidad variable que van de la variedad leve, que es la más frecuente y en el 90% de los casos responde al tratamiento médico, con morbilidad y mortalidad menor al 5%, a la variedad grave con elevada morbilidad y mortalidad que varía entre el 30 y 50%, de tal manera que es muy importante reconocer qué tipo de pancreatitis aguda tiene el paciente, para instituir oportunamente el tratamiento más adecuado. Para lo anterior nos sirven los índices pronósticos, la presencia de datos de peritonitis o sepsis. Por otra parte, es un padecimiento evolutivo que puede pasar en poco tiempo de una forma leve a una forma grave.

El Jefe de la Unidad de Cuidados Intensivos intervino: "En estos enfermos es muy importante el manejo multidisciplinario, con la participación de diferentes especialistas, discutir diferentes criterios para hacer lo mejor por el enfermo, me gustaría escuchar algunas preguntas o comentarios."

El médico intensivista dijo: "Quiero hacer un comentario en relación al segundo enfermo, quien estuvo con alteraciones de la conciencia y sedación durante su estancia en la Unidad, mientras era sometido a respiración asistida. El paciente refiere que se acuerda de todo lo que se decía cuando se le atendía, de las discusiones en cuanto a su manejo, lo que refiere en forma muy minuciosa porque el enfermo es médico."

—Muy oportuno su comentario doctor — dijo el Jefe de cirugía: "Lo mismo sucede en quirófano durante el periodo de inducción anestésica o al retirar la anestesia, de tal manera que debemos tener cuidado en lo que decimos ante los enfermos, aunque pensemos que están inconscientes y no nos escuchan. Si no hay mas comentarios o preguntas damos por terminada la sesión."

El grupo de estudio también participaba en la discusión de enfermos con padecimientos pancreáticos que se atendían en consulta externa, donde se reunieron para revisar y discutir tres enfermos: uno con pancreatitis crónica, uno con cáncer de páncreas y uno con un tumor funcionante del páncreas, según informó el residente de gastroenterología.

—Veamos al primer enfermo —el Jefe de gastroenterología se dirigió al residente de su servicio: "Primero revisamos el estudio clínico del enfermo, después revisamos al paciente y dejamos los comentarios para el final, por favor comience doctor. "

—Se trata de un varón de 43 años, el Sr. Antonio tiene antecedentes de ingesta de bebidas alcohólicas desde la edad de 22 años, aproximadamente 80 g en 24 horas, con alimentación suficiente en valor calórico, rica en grasas y proteínas, ocasionalmente presentaba dolor en epigastrio asociado a náuseas, que cedían con la ingesta de analgésicos, como el paracetamol y el acetaminofén, y antiácidos. Pero desde hace seis años el dolor se torna más intenso, transfictivo, irradiado a ambos hipocondrios, con mayor intensidad al izquierdo, que lo obliga a adoptar posiciones antiálgicas, se ha necesitado la administración de analgésicos más potentes.

—¿Qué actitudes antiálgicas y cuáles analgésicos?

—Al principio, el enfermo adoptaba la posición "de gatillo", en decúbito con los miembros inferiores flexionados, pero en los últimos meses tiene que adoptar la actitud genu pectoral, o mahometana, para mitigar el dolor. Se ha requerido el suministro de analgésicos por vía endovenosa o en infusión y desde hace cinco meses la administración de opiáceos.

— ¿Qué otros síntomas refiere el enfermo?

—Vómitos, diarrea voluminosa con grasa y alimentos sin digerir, pérdida de peso, polidipsia y poliuria.

—¿Cómo se llama ese tipo de diarrea?

—Cuando hay grasa esteatorrea y cuando hay alimentos sin digerir creatorrea.

—En la exploración física ¿Que encontraron?

—Un enfermo adelgazado con 42 kg de peso, antes pesaba entre 65 y 70 Kg, disminución de la masa muscular, pelo escaso y seco, signos de desnutrición, fascies dolorosa, a la palpación abdomen plano, sin resistencia muscular, dolor en epigastrio, hipocondrios y región lumbar izquierda con peristaltismo aumentado, había numerosas huellas de punción venosa en ambos antebrazos.

— Mencione los exámenes de laboratorio más demostrativos y el manejo del enfermo.

—En la biometría hemática se encontró anemia macrocítica, en la química sanguínea aumento de la glucemia hasta 340 mg/dL, glucosuria de 2.8 g/L, aumento del calcio a 11.2 mg y los triglicéridos a

890 mg/dL, la amilasa ha sido normal y en las pruebas funcionales hepáticas existe discreto aumento de las transferasas. Se ha manejado con dieta blanda en la que se diminuyó la proporción de grasas y proteínas, los analgésicos antes mencionados, inhibidores de la bomba de protones, enzimas pancreáticas y antiácidos.

—¿Qué diagnóstico hicieron y por qué en la dieta no restringieron los carbohidratos?

—Por el antecedente de alcoholismo importante y de larga duración, las características e intensidad del dolor, esteatorrea, creatorrea e hiperglucemia se pensó en pancreatitis crónica. Tal vez al principio tuvo episodios repetidos de pancreatitis aguda leve, pero en la actualidad cursa con pancreatitis crónica, que ha dado lugar a insuficiencia pancreática endocrina y exocrina. No se disminuyeron los carbohidratos por tratarse de diabetes secundaria y el enfermo estaba desnutrido, las proteínas y grasas se disminuyeron para evitar el estímulo de la secreción pancreática.

—Muy bien doctor, se ve que tiene interés en continuar como médico adscrito al terminar su residencia ¿Qué otros estudios especializados se hicieron?

—En las heces fecales se comprobó la esteatorrea por medio de la tinción de grasas con el colorante de sudan y la creatorrea se corroboró al identificar fibras musculares sin digerir, en la prueba de D-xilosa se encontró menos de 5 g en sangre y más de 5 g en heces, lo que apoya el diagnóstico de síndrome de absorción intestinal deficiente por insuficiencia pancreática, la que se comprobó por la pobre respuesta al estímulo con la comida de prueba y la administración de secretina. Las enzimas y el bicarbonato en el líquido recogido a través de una sonda duodenal fue baja, la prueba con fluoresceína con pancreatolauril también fue positiva.

—Excelente doctor “esta usted hecho” ahora díganos ¿Por qué prescribieron inhibidores de la secreción gástrica y enzimas pancreáticas?

—Bueno, las enzimas pancreáticas son para ayudar a la digestión de las grasas y disminuir la esteatorrea, además disminuyen el estímulo del páncreas, los inhibidores de la secreción gástrica se indican porque el ácido destruye las enzimas pancreáticas.

—Esta bien doctor, ya se lució en su última intervención como residente, vamos a dejar que participe otro compañero — se dirigió a otro becario: “¿Usted es residente de cirugía? ¿No es así? Por favor muéstrenos los estudios auxiliares más demostrativos.”

El residente de cirugía, que ya conocía el mecanismo de estas sesiones de discusión, ya había seleccionado junto con los médicos de radiología los más ilustrativos, los colocó en el negatoscopio y comenzó a interpretarlos: "La telerradiografía de tórax es normal, en la placa simple de abdomen se aprecian una serie de calcificaciones de 1 a 10 mm, irregulares, alineadas de derecha a izquierda y de abajo arriba, es la dirección del conducto de pancreático, tal vez haya mayor cantidad de gas en asas de intestino, en el ultrasonido el hígado es normal, no hay litiasis biliar, el páncreas está disminuido de tamaño, parecen verse dilataciones el conducto de Wirsung y calcificaciones en su interior, que ya se vieron en la placa simple de abdomen, lo que se aprecia con más claridad y nitidez en la tomografía axial computarizada. El estudio concluyente fue la colangio pancretografía retrógrada endoscópica (CPRE), en la que se ve la vía biliar un poco dilatada, de 10 mm aproximadamente, el conducto pancreático se aprecia como rosario, con zonas alternas de dilatación y estenosis, con defectos de llenado en su interior por los cálculos."

—Está bien, eligió y describió bien las radiografías, después de verlas ¿qué le agrega al diagnóstico de su compañero?

—Se trata de una pancreatitis crónica calcificante con litiasis.

—¿Qué otra clase de pancreatitis existe?

—La obstructiva, en la que no se encuentran cálculos, es más rara, sólo el 5 % de los casos son de este tipo y, se debe a obstrucción en el ámpula de Vater o alteraciones congénitas como el páncreas divisum.

—Y la pancreatitis crónica calcificante ¿También es congénita?

—Hay una forma heredidaria en la que existe mutación del gen del tripsinógeno, pero casi siempre es adquirida, producida por tóxicos como el alcohol, la desnutrición en la tropical, cambios metabólicos como el hiperparatiriodismo con aumento de calcio, aumento de triglicéridos, medicamentos, también puede ser por cambios autoinmunes o ser idiopática, cuando no se identifica su causa.

—Usted también está en los últimos días de la residencia ¿No es así?

—No doctor, yo me quedaré un año más.

—¿Y por qué quiere quedarse un año más como residente?

—Para aprender lo referente a cirugía oncológica, hipertensión portal, trasplantes y cirugía de páncreas, que es poco frecuente.

—Ya que lo mencionó ¿En este enfermo está indicada la cirugía?

—Pienso que sí, por la intensidad y resistencia del dolor.

—¿El manejo endoscópico es útil?

— Solamente cuando la obstrucción está limitada a la parte terminal del conducto, la papilotomía, extracción de cálculos y dilataciones ayudan, también puede dejarse una férula para facilitar el drenaje.

—Vamos a pedir al Dr. Llanos que nos ilustre acerca del tipo de cirugía.

Con su seriedad y concreción acostumbradas el Dr. Llanos comentó: "Estoy de acuerdo la indicación para la cirugía es el dolor, para lo que se ha indicado la esplanicectomía y aun la resección pancreática cuando el conducto de Wirsung no está dilatado, o la cirugía derivativa cuando está dilatado, con la apertura del conducto pancreático, extracción de los cálculos y anastomosis a un asa intestinal desfuncionalizada. La anastomosis puede ser a la cola en la operación de Duval, anastomosis longitudinal en la de Puestow y longitudinal reversa en la Partington, con la que se obtienen buenos resultados."

—¿Cuál es el pronóstico con estas operaciones?

—Son operaciones laboriosas tienen morbilidad, principalmente por la posibilidad de dehiscencia y fístula en la anastomosis del conducto pancreático, pero hay enfermos que al día siguiente de la operación ya no refieren dolor.

—Entonces ¿Puede suspenderse la administración de narcóticos?

—La situación no es tan sencilla, porque un alto porcentaje de enfermos ya son adictos a los opiáceos cuando llegan a la cirugía, lo que dificulta la valoración de los resultados.

Un interno levantó la mano y preguntó: "¿Cómo se explica el dolor en las dos variedades de pancreatitis crónica?"

—En la obstructiva y calcificante con litiasis que entorpece el flujo de la secreción pancreática, es por el aumento de presión en el interior de los conductos. En la calcificante del órgano, con atrofia y sin litiasis, es por la infiltración perineural de mononucleares y tejido fibroso.

—¿Qué otras medidas son necesarias en el posoperatorio?

—Desde luego, el manejo de la insuficiencia pancreática endocrina con insulina y exocrina con enzimas pancreáticas e inhibidores de la secreción gástrica.

—¿Alguien tiene algo que agregar?

—El Jefe de cirugía que sonreía satisfecho por la participación del residente y el médico adscrito, agregó: "En el posoperatorio tardío y por tiempo prolongado es muy útil la administración diaria de una fórmula magistral muy sencilla, compuesta por 4 g de ácido cítrico y 4 g de citrato de sodio, lo que hace que la secreción pancreática sea menos viscosa, evita la formación de precipitados eosinófilos y la formación de cálculos, posiblemente a través de la litostatina, sustancia que estabiliza el carbonato de calcio y evita su precipitación."

—Muy interesante su comentario doctor, pasen al enfermo para que le comentemos su situación.

La enfermera llamó al paciente, quien se sentó con tranquilidad frente al escritorio, como ya era conocido de ambos servicios dijo con desfachatez: "Hola doctores ¿Qué hay de nuevo?" Lo que en cierto modo molestó al Jefe de gastroenterología, quien tomó la iniciativa.

—Lo nuevo es que ya contamos con todos sus estudios, de tal manera que vamos a hablar claro.

—Está bien mi Doc, pero no se enoje.

—Lo que usted tiene es grave, tiene una pancreatitis crónica por el alcoholismo en el que ha caído, que espero lo haya dejado.

—¿Cómo no? Desde que me inscribí en Alcohólicos Anónimos no he vuelto a tomar una gota de alcohol, se lo juro por esta — dijo besando una cruz hecha con los dedos de la mano.

—Veo que la glucosa en sangre se ha controlado y la diarrea ha disminuido, ha seguido correctamente las indicaciones en cuanto a la dieta, aplicación de insulina y la toma de enzimas pancreáticas, en cambio las ampolletas que le dan para el dolor no le duran el tiempo estipulado ¿Qué está pasando?

—Es que el dolor es muy fuerte y no se me quita.

—Mire cómo tiene los antebrazos, llenos de equimosis ¿Quién lo está inyectando?

—En mi clínica, pero cuando el dolor es muy fuerte en la noche me inyecto yo solito.

— Usted está dependiendo de estos medicamentos y cada vez va a necesitar cantidades mayores, lo que no puede continuar, de tal manera que usted necesita que se le realice una intervención quirúrgica.

—¿Con esa operación voy a quedar bien, se me va a quitar el dolor, ya no necesitaré aplicarme la insulina y tomar tantas pastillas?

—Requerirá insulina y las pastillas, aunque posiblemente en menor cantidad, pero lo más importante, lo que se persigue con la operación es que se le quite el dolor.

—¿Ya no me van a dar las ampolletas para el dolor?

—Inmediatamente después de la operación se le continuarán proporcionando, pero usted entrará en un programa de desintoxicación ¿Está claro?

—Sí doctor.

—Entonces pase al otro consultorio con el doctor para que le indique todo lo que hay que hacer, se programe la cirugía y firme la autorización ¿Está de acuerdo?

—Sí doctor.

Cuando el enfermo hubo salido, un residente de menor jerarquía preguntó: "¿Por qué siendo tan frecuente el alcoholismo en nuestro medio la pancreatitis crónica es tan rara? Tengo entendido que en otros países como Francia es más frecuente, en cambio aquí lo que se presenta es la cirrosis hepática."

Para romper la tensión, el Jefe de cirugía intervino: "Posiblemente por la botana." Lo que provocó la risa de todos los presentes.

Nuevamente con su característica actitud circunspecta el Jefe de gastroenterología añadió: "Indudablemente interviene la dieta, en nuestro país se asocia alcohol y desnutrición, ocurre cirrosis pero en los estudios *post mortem* de estos enfermos se encuentran cambios de pancreatitis crónica, en otros países se asocia el alcohol con una dieta rica en grasas y proteínas y ocurre la pancreatitis crónica, pero en los estudios *post mortem* se encuentran datos de daño hepático, la asociación de factores predisponentes como el alcohol con diferentes dietas es lo que condiciona la enfermedad ¿hay alguna otra pregunta?"

—Sí maestro ¿Qué complicaciones puede haber en la pancreatitis crónica?

—Son varias: seudoquistes y ascitis pancreática, en ocasiones quistes verdaderos recubiertos en su interior de epitelio, obstrucción de la vía biliar o del duodeno, también se habla del carcinoma pancreático, los tumores del páncreas habitualmente se encuentran rodeados de una zona de pancreatitis crónica, que es la consecuencia más que la causa. Creo que ya nos entretuvimos mucho con este enfermo, veamos al siguiente paciente.

—Esta enferma la estudiamos junto con el servicio de endocrinología — dijo el residente de cirugía: "De hecho ya se operó y se citó para control y valorar su alta."

—Bien, comience.

—La señorita Rosa de 23 años de edad sufre desde la edad de 19 años alteraciones de la conducta, ausencias y en ocasiones pérdida de la conciencia, por lo que ha sido atendida por su médico familiar y varios especialistas, entre ellos el neurólogo y el psiquiatra. Se formularon varios diagnósticos como epilepsia, neurosis conversiva, histeria e inclusive le dijeron que no tenía nada. Su sintomatología se inicio cuando comenzó a trabajar doble turno, por lo que casi siempre se quedaba sin comer. Cuando pasaba mucho tiempo sin tomar alimentos presentaba cefalea, palidez, diaforesis, obnubilación y en ocasiones pérdida de la conciencia, para lo que sus compañeros de trabajo le daban jugo de naranja o una Coca Cola, con lo que remitían sus molestias.

—Lo que usted refiere se describió desde hace muchos años ¿Cómo se llama?

—Es la Triada de Whipple maestro, está formada por hipoglucemia, síntomas neurológicos asociados a respuesta adrenérgica (taquicardia, palidez diaforesis) y su remisión al corregir la hipoglucemia.

—¿En la exploración física hubo algo importante?

—Realmente no, la enferma estaba un poco inquieta, su peso cuatro kilos por arriba de lo normal, porque comía a todas horas para prevenir sus molestias, el tórax, abdomen y la exploración neurológica fueron normales.

—¿Cómo llegó la enferma con nosotros?

—En su clínica de adscripción pensaron que las cifras bajas de glucosa en sangre eran por diabetes mellitus en su fase inicial, de hecho le indicaron dieta hipocalórica, que la enferma no siguió porque sentía la necesidad urgente de comer. En una ocasión la citaron para que le efectuaran unas radiografías y una tomografía axial de cabeza, las que, por cierto, fueron normales; por estudios urgentes se retrasó el suyo y estuvo mucho tiempo sin ingerir alimentos, presentó pérdida de conciencia y al parecer convulsiones, por lo que fue trasladada al servicio de urgencias, donde le realizaron varios exámenes de laboratorio, entre ellos una química sanguínea, en la que se encontró glucosa de 44 mg/dL, se administraron soluciones de glucosa al 10% por vía intravenosa, con lo que remitió rápidamente el cuadro. El médico de urgencias consideró que debía enviarse al servicio de endocrinología a un hospital de tercer nivel para su estudio.

—¿Después qué pasó?

—En el servicio de endocrinología se hicieron varios estudios, se corroboró la persistencia de cifras bajas de glucosa en sangre, entre 50 y 70 mg/dL, nunca se detectó hiperglucemia, se determinó la insulina, proinsulina y el péptido C, que estuvieron elevados. Se demostró que coexistían cifras bajas de glucosa en sangre con niveles altos de insulina, por lo que se formuló el diagnóstico de probable insulinoma de páncreas, solicitaron la consulta al servicio de cirugía y comenzamos a estudiar juntos a la enferma.

—¿Qué otros estudios hicieron?

—Revisamos los que le tomaron en su clínica, la telerradiografía de tórax, placa simple de abdomen, radiografías y tomografía de cráneo, todos fueron normales. En el ultasonido abdominal el hígado fue normal, se observó aumento de volumen en la cola del páncreas con una zona hiperecoica de 2 cm de diámetro. En la tomografía se observaron los mismos datos, se realizó una angiografía selectiva en la cual se apreció en cola un nódulo de 2 cm con aumento de la vascularidad, con otras zonas más pequeñas, entre 2 y 5 mm con mayor concentración del medio de contraste, la CPRE fue normal.

—Con estos estudios ¿Qué concluyeron?

—Que la enferma tenía un insulinoma en la cola del páncreas, probablemente benigno ya que no hay ataque al estado general y no se detectaron metástasis y que requería tratamiento quirúrgico.

—¿Cuáles fueron los hallazgos operatorios y qué se hizo?

—La enferma se intervino quirúrgicamente hace seis semanas, se exploró el abdomen a través de una incisión transversal bilateral en abdomen superior, se abrió el epiplón gastrocólico y se vio un nódulo de color rojo vinoso en la cara anterior de la cola, a cinco cm del hilio esplénico. Al principio se pensó sólo enuclearlo, pero como había aumento de volumen de la cola donde se palpaban 4 o 5 nódulos pequeños se decidió efectuar resección distal del páncreas, se ligó el extremo caudal del conducto y se preservó el bazo.

—¿Cuál ha sido su evolución?

—En el posoperatorio inmediato hubo ligero aumento de la amilasa, posiblemente por el manejo del páncreas, el drenaje abdominal se retiró en el tercer día de posoperatorio y la herida quirúrgica cicatrizó sin problemas. Se dio de alta hospitalaria al quinto día, se le indicó dieta fraccionada de 1 200 calorías, las glucemias de control han oscilado entre 85 y 110 mg/dL, la insulina, péptido C y proinsulina están dentro de un rango normal.

—¿Cómo se informó el estudio histopatológico?

—Insulinoma benigno de la cola del páncreas, hiperplasia de las células beta entre comillas consignan "nesidioblastosis".

—Así que al fin y al cabo estuvo bien que realizaran pancreatectomía caudal, muy bien, pasen a la enferma.

La enfermera la ayudó a ponerse la bata y a que se acomodara en la mesa de exploración, el Jefe de gastroenterología interrogó y exploró a la paciente en forma simultánea: "¿Cómo se ha sentido, tolera bien los alimentos, todavía siente urgencia para ingerir alimentos, ha vuelto a presentar alteraciones de la conciencia?" Ante las respuestas negativas, constatar que la herida abdominal estaba totalmente cicatrizada y el resto de la exploración normal, movió afirmativamente la cabeza y le indicó que se vistiera.

Todos esperaron a que tomara asiento enfrente del escritorio, para que el Jefe le diera su veredicto: "Mire doña Rosita, el tumor que tenía en su páncreas que le daba tanta lata resulto benigno, así que podemos darla de alta para que la continúen atendiendo en su clínica. De cualquier manera el doctor le dará una solicitud para exámenes de laboratorio de control y la cita con nosotros para dentro de seis meses."

—Gracias doctor, ya ve usted que hasta de loca me habían etiquetado ¿Hay alguna indicación especial?

—Ninguna especial, lleve su vida normal, cuídese, siga la dieta que le indicaron y haga ejercicio moderado.

Los comentarios después de salir la enferma no se hicieron esperar: "un caso muy interesante y con buenos resultados," dijo el Jefe de gastroenterología y agregó "¿Ustedes han tratado varios enfermos con tumores funcionantes del páncreas? ¿No es así?"

—Sí —dijo el Jefe de cirugía: "En los últimos diez años hemos operado varios apudomas, siete insulinomas, 13 gastrinomas, un glucagonoma y un somatostinoma, no es una patología frecuente, la mayor parte de estos pacientes han sido referidos de otros hospitales de la ciudad o del interior del país."

— ¿Por qué se llaman "apudomas"?— Preguntó uno de los internos.

—Es el acróstico de las siglas en inglés "*Amine Precursor Uptake and Decarboxylation*." Todos estos tumores tienen estas células

APUD con diferentes gránulos de zimógeno, lo que determina la hormona, péptidos y aminas que liberan a la circulación, por otra parte la nomenclatura de estos tumores es sencilla y lógica: insulinoma los que secretan insulina, gastrinoma si liberan gastrina, glucagonoma cuando dan lugar a glucagón y somatostinoma si producen somatostatina.

—¿Qué manifestaciones tenían esos enfermos que operaron?

—Era diferente de acuerdo con la hormona que estaba aumentada. Por otra parte, existe el "síndrome endocrino múltiple" en el que también existen tumores en otros sitios, como tiroides, paratiroides, hipófisis y glándulas suprarrenales, por lo que se liberan varias hormonas y se complica la situación, Dr. Llanos usted ha seguido de cerca a estos pacientes ¿No quisiera contestar la pregunta del doctor de la manera más breve posible?

—El insulinoma corresponde a lo que presentó la enferma que acabamos de ver. El gastrinoma da lugar al síndrome de Zollinger Ellisson, caracterizado por úlceras pépticas de especial agresividad, resistentes al tratamiento, que con frecuencia dan lugar a complicaciones, además tienen diarrea y el 10 % son malignos. El glucacagonoma produce diabetes no cetogénica, anemia y dermatitis necrolítica, es la única diabetes cuyo tratamiento es quirúrgico y el somatostinoma que libera una hormona inhibidora de la motilidad y secreción del tubo digestivo, puede cursar con insuficiencia digestiva, pero sobre todo, por la disminución de la motilidad de la vesícula, con litiasis vesicular. También existe el vipoma en el que el polipéptido intestinal vasoactivo da lugar a diarrea, hipoclorhidria, e hipotasemia, pero no hemos visto ningún enfermo con cólera pancreático.

—¿Cómo se hace el diagnóstico?

—Se sospecha con los datos que acabamos de mencionar, se comprueba por el aumento de la hormona responsable por medio de radioinmunoanálisis, o la determinación de marcadores de los tumores neuroendocrinos, y se localiza por medio de los estudios auxiliares que se utilizaron en la enferma que acabamos de ver.

—Muy buena capacidad de síntesis ¿Quiere agregar algo?

—Como nemotecnia, debemos recordar que en estos tumores el 10 % son múltiples, el 10 % ectópicos, se encuentran en duodeno, epiplón o intestino y el 10% son malignos, aunque los gastrinomas pueden ser malignos hasta en el 40% de los casos, pero deben extirparse aun en presencia de metástasis, las que involucionan después de quitar el tumor primario, son sensibles a la quimioterápia y el uso de estreptozotocin da buenos resultados.

—¿En estos pacientes está indicada la cirugía endoscópica?

—Puede utilizarse cuando el tumor está bien localizado y es accesible, como el insulinoma, pero no es fácil realizar una exploración completa de la cavidad abdominal, hay que recordar que son frecuentes los tumores accesorios o ectópicos.

—¿Cuál de los tumores productores de hormonas es el más frecuente? — preguntó uno de los residentes de gastroenterología.

—El más frecuentes es el carcinoide en el apéndice vermicular, se origina en las células argentafines, libera 5-hidroxitriptamina, muchas veces se descubre en estudio histopatológico de un apéndice extirpado por un proceso inflamatorio, producen síntomas hasta que dan metástasis, principalmente congestión facial, broncospasmo y soplo en el foco tricúspide. Su nombre es porque parece cáncer, da metástasis pero con poca agresividad y son sensibles a la quimioterapia, habitualmente basta la apendicectomía para curarlos.

Intervino el Jefe de gastroenterología: "Esta discusión resulta muy ilustrativa, podíamos seguir con ella hasta la noche, pero todavía nos falta un enfermo, por favor señorita ¿lo quiere llamar?"

El siguiente paciente también había sido operado, acudía a la consulta de control un mes después de la intervención quirúrgica.

Se dirigió al residente de cirugía: "Doctor, por favor haga un resumen del caso, para aquellas personas que no lo conocen."

—Se trata de un enfermo en la quinta década de la vida, don Jacinto tiene 47 años de edad, con antecedente de tabaquismo intenso, desde su juventud fuma todos los días dos cajetillas de cigarrillos, alcoholismo ocasional. Inicia su padecimiento hace ocho meses con la aparición de anorexia, astenia, dolor en epigastrio irradiado a región dorsal, además presentó tromboflebitis en pierna derecha. Un mes después aparece ictericia rapidamente progresiva, coluria, hipocolia que evoluciona a la acolia y prurito severo, el enfermo perdió nueve kilos en un lapso de seis meses. En la exploración se encontró disminución de la masa muscular, huellas de rasquido, no había crecimiento ganglionar periférico, se corroboró la presencia de ictericia, en abdomen se palpó una masa ovoide subcostal derecha, renitente y poco dolorosa, la tromboflebitis estaba en fase de remisión.

—Como ven, hasta aquí parece un caso clínico de los que se han llamado "de libro" las características del dolor, ictericia progresiva y vesícula biliar palpable, lo que se ha denominado signo de Courvoisier-Terrier, sugieren la presencia de un carcinoma de la cabeza del páncreas ¿Cómo evolucionó el enfermo y qué estudios auxiliares del diagnóstico se hicieron?

—Como antes dije, la ictericia aumentó progresivamente, aparecieron vómitos, se incrementó la intensidad del dolor y se hizo constante, por lo que requiere la administración de analgésicos cada vez más potentes y con más frecuencia. En la biometría hemática se observó hemoglobina de 13.8 g, discreto aumento de los leucocitos, las bilirrubinas aumentaron a 38 mg/dL, 26 de directa y 12 de indirecta, fosfatasa alcalina de 223 unidades, deshidrogenasa láctica 216, las transaminasas glutámica y pirúbica aumentaron a 180 y 155 unidades, respectivamente. Se solicitó el marcador tumoral CA 19-9, que fue informado alto 196 y 212 unidades en dos determinaciones.

—Los estudios son compatibles con la impresión clínica inicial, ictericia obstructiva maligna, con poca repercusión hepática. Muéstrenos los estudios de imagen que ayudaron al diagnóstico.

El residente de cirugía, auxiliado por un médico interno puso en el negatoscopio las placas que consideró más demostrativas y fue diciendo: "La telerradiografía de tórax y la placa simple de abdomen fueron normales, en el ultrasonido se aprecia la vesícula biliar aumentada de volumen, paredes adelgazadas, el colédoco y las vías biliares intrahepáticas también están dilatadas, no se observan imágenes compatibles con litiasis o metástasis hepáticas. En la tomografía axial computarizada se observa prácticamente lo mismo. En la colangio pancreatografía transendoscópica no se logró canular el conducto biliar ni el conducto pancreático, sin embargo, se realizó ultrasonido transendoscópico, por el que se detectó un tumor sólido en la cabeza de páncreas, se intentó la biopsia con aguja fina, pero el material fue insuficiente para el diagnóstico."

—Los exámenes de laboratorio y estudios de imagen continúan siendo compatibles con la impresión inicial ¿Qué se decidió?

—Sí doctor, aunque no se contaba con comprobación histopatológica se pensó que el enfermo tenía un carcinoma de la cabeza de páncreas, el que, a pesar de la pérdida de peso por la ausencia de metástasis, era operable y posiblemente resecable, se programó para cirugía con el plan de efectuar la operación de Whipple, o sea una pancreatoduodenectomía radical.

—¿Cuáles fueron los hallazgos y qué se hizo?

—El enfermo se operó hace un mes, se realizó una laparatomía transversal en abdomen superior, se encontró escaso líquido de trasudado, la vesícula biliar muy dilatada, con adherencias laxas de epiplón, fue necesario vaciarla con una punción para poder continuar la disección, el estómago estaba dilatado a pesar de la succión preoperatoria, se movilizó el duodeno con la maniobra de Kocher y se comprobó la existencia de un tumor en la cabeza del páncreas aparentemente libre, pero hacia atrás involucraba los vasos mesentéricos y estaba firmemente adherido el tronco celiaco, por lo que se consideró irresecable y se optó por cirugía paliativa.

— ¿Qué clase de cirugía paliativa? y ¿por qué?

—Derivación biliodigestiva, hepatoyeyunoanastomosis en Y de Roux para drenar las vías biliares y gastroyeyuno anastomosis por la posibilidad de obstrucción duodenal a corto plazo, ya que el enfermo estaba vomitando y el estómago estaba dilatado. Se me olvidaba, como tratamiento del dolor también se infiltró alcohol al 50% en el plexo celiaco.

—¿Se efectuó la comprobación histológica de la estirpe maligna del tumor?

—Sí se tomó citología transoperatoria con punción con aguja fina, en la que se encontraron células malignas, también se llevó a cabo toma de biopsia por punción transduodenal, para prevenir la aparición de una fístula pancreática.

—¿Cómo se informó el estudio definitivo?

—Adenocarcinoma ductal bien diferenciado.

—En un enfermo en estas condiciones ¿No es más sencilla y más rápida una derivación de la vesícula? — preguntó un residente de cirugía de menor jerarquía.

—Sí, es más sencilla y más rápida, pero por la gran distensión de la vesícula se produce angulación y la anastomosis no funciona correctamente.

—Muy bien ¿Y cómo ha evolucionado el enfermo?

—El posoperatorio inmediato fue satisfactorio, se restableció el transito intestinal a partir del cuarto día, la herida cicatrizó sin problemas y fue dado de alta siete días después de la operación, la ictericia ha disminuido, cedió el prurito, ha mejorado el apetito y el enfermo está con muy buen estado de ánimo.

Intervino el residente de gastroenterología: "¿Por qué se siente mejor el enfermo, si no se le quitó el tumor?"

—Por la descompresión gástrica y de vías biliares, el enfermo tolera los alimentos, la ictericia y el prurito han disminuido por la descompresión biliar, el verse menos "amarillo" influye psicológicamente, pero la evolución del carcinoma continuará de acuerdo con su historia natural, lo que deberá informarse al enfermo, otro punto a discusión es qué se le puede ofrecer para ayudarlo ¿Quién quiere opinar al respecto?

—El cáncer de páncreas es de los más agresivos —intervino nuevamente el residente de gastroenterología— no es sensible a la radioterapia ni a la quimioterapia, por lo que el pronóstico es muy malo, tal vez pronto aparezcan metástasis, la sobrevida es corta, cinco o seis meses.

—Bueno pero ¿Qué se puede hacer o qué se está haciendo por el enfermo?

—Tratamiento paliativo, medidas de sostén, tratamiento del dolor, cuya intensidad posiblemente sea menor por la infiltración del plexo celiaco, apoyo moral y nada más.

—El enfermo va a entrar en un programa de investigación con análogos hormonales, que se está manejando en el servicio de endocrinología, al parecer con buenos resultados en algunos casos —agregó el residente de cirugía.

—¿Qué tan serio es ese tratamiento? —se atrevió a preguntar uno de los médicos internos.

—Por lo que sé, existe un protocolo bien estructurado, el que ya fue aprobado por el Comité de Investigación y por el Comité de Ética del hospital, por otra parte se basa en los estudios del Dr. A. Shally, que, como ustedes saben, recibió el Premio Nobel por sus trabajos de investigación, en los que por cierto participó el actual Jefe del servicio de endocrinología.

—No lo sabía — dijo el interno a manera de disculpa.

—No se sienta mal doctor, qué bueno que expresa sus dudas, precisamente estas reuniones son para exponerlas y discutirlas, así que en concreto les pregunto ¿Debemos decirle al paciente lo que tiene y su pronóstico? y ¿es conveniente que ingrese al programa de análogos hormonales? — Estas preguntas dieron lugar a varias intervenciones.

—Yo creo que ahora que el enfermo se siente mejor no deberíamos decirle lo que tiene, se le evitan preocupaciones y su calidad de vida será mejor.

—No cree usted que el paciente pueda tener asuntos familiares, laborales o económicos que arreglar, lo que no podrá hacer si no le informamos todo acerca de su enfermedad.

—Puede ser, pero de cualquier manera le afectará el enterarse de la verdad.

—Y del manejo con análogos hormonales ¿Qué piensan?

—Tal vez no valga la pena aplicarlos, si los resultados son dudosos ¿Para qué molestamos al enfermo?

—Como ven, la respuesta es difícil, existen varios criterios, estas preguntas son de difícil respuesta, antes de pasar al paciente vamos a pedir al doctor, como Jefe de cirugía, que nos dé su opinión.

—Yo pienso que todos los enfermos como seres humanos tienen derecho a conocer la verdad, como respeto a su dignidad, salvo en casos en los que por sus condiciones psíquicas exista la posibilidad de que el conocerla dé lugar a acciones de autodestrucción. En cuanto al programa de manejo con análogos hormonales, aunque aún no contamos con resultados definitivos que indiquen que son benéficos, sí sabemos que no son perjudiciales, por lo que es conveniente administrarlos, lo que servirá para que el paciente tenga una luz de esperanza, la que tal vez nosotros como médicos también necesitemos.

—Si les parece bien vamos a pasar al enfermo, le pedimos al doctor, quien habló con él antes de operarse y conoce muy bien el caso, que le explique al paciente todo lo que hemos comentado.

El enfermo se sentó en la silla colocada frente al escritorio, efectivamente se veía tranquilo y hasta cierto punto optimista, con una leve sonrisa saludó a los presentes, que con caras adustas aguardaban en silencio.

—¿Cómo está don Jacinto? Le veo más animado, creo que viene estrenando camisa y corbata.

—Sí me las regalaron mi esposa y mis hijos cuando salí del hospital y volví a casa.

—Le quedan muy bien. Se acuerda de lo que platicamos en este mismo consultorio antes de que se operara?

—¡Cómo no voy a acordarme! Si estuve varios días casi sin dormir, hasta que por fin me operaron.

—Antes de salir del hospital el doctor le informó que no fue posible quitar el tumor, hubiera sido muy arriesgado, así que se trató de hacer lo mejor por usted.

—Sí doctor, gracias, me he sentido bastante mejor.

—Lo que quiero que entienda es que el tratamiento con la cirugía no es completo, no es definitivo, que el tumor puede seguir creciendo.

La sonrisa desapareció de los labios del enfermo y preguntó en voz baja: "¿Entonces qué vamos a hacer?"

—Vigilarlo, cuidarlo, tratar el dolor que afortunadamente es menos intenso, por otra parte existe la posibilidad de que ingrese a un programa de tratamiento con medicamentos, en el servicio de endocrinología de este hospital, no sabemos a ciencia cierta cuáles serán los resultados, aunque desde luego no le perjudicará.

Otra vez pareció surgir un destello de esperanza en los ojos del enfermo, quien preguntó: "¿Cuándo sería eso?"

—La semana entrante. Será necesario que le hagan una serie de estudios antes de comenzar el tratamiento.

—Más piquetes, más inyecciones.

—Si don Jacinto, más piquetes y más inyecciones, sabemos que le ocasionan molestias, pero es lo único que se le puede ofrecer. Si lo desea, platíquelo con su familia.

—No. ¿Para que? De cualquier manera ya me había resignado a que me podía morir, si no hay otro remedio ¿Qué le vamos a hacer? Que sea lo que Dios quiera.

—Si está de acuerdo, firme la hoja de autorización, para que le den la orden de internamiento. Quiero aclararle que de cualquier manera usted podrá abandonar el tratamiento y pedir su alta en el momento que lo desee.

Don Jacinto firmo el "Consentimiento informado", recibió la receta, la orden de internamiento, casi entre dientes se despidió: "Gracias, adiós doctor." Y contrastando con su actitud al ingresar al consultorio, salió lentamente, arrastrando los pies.

Una vez que el paciente hubo abandonado el consultorio el Jefe de gastroenterología retomó la coordinación de la sesión y dijo: "Ya ven ustedes doctores, estamos ante un problema serio, aunque el cáncer de páncreas no es el más frecuente, ocupa el quinto lugar entre los del aparato digestivo, es el más agresivo y causa de la muerte a los pocos meses después de haber sido diagnosticado, porque desgraciadamente se descubre en fases muy avanzadas. Seguramente tendrán muchas dudas y comentarios."

—¿Cómo podemos hacer el diagnóstico en fases iniciales?

—No es fácil. En primer lugar pensando en él, en enfermos con dolor en epigastrio o dorso sin explicación, anorexia, astenia, pérdida de peso, a veces asociado a diarrea, síndrome para- neoplásico como tromboflebitis migratoria. Hay enfermos en quienes la primer manifestación es diabetes mellitus de aparición tardía, también es necesario tomar en cuenta los antecedentes, tener lo que se ha llamado "un alto índice de sospecha".

— ¿Qué antecedentes son importantes?

— Entre los ambientales, el más importante es el tabaquismo, la asociación a otros padecimientos de origen genético como el cáncer de colon hereditario no polipoideo, síndrome de Peutz Jeghers, cáncer de mama, pancreatitis crónica hereditaria y fibrosis quística. También se ha hablado de la asociación con la diabetes mellitus, pancreatitis crónica, la ingesta de hormonas y la anemia perniciosa.

—¿Entonces hay un componente hereditario?

—Sí aunque no se ha identificado un gen específico que lo produzca, lo que se observa es incremento de los oncogenes como el *K-ras* y disminución de los genes supresores, como el *P53*, *Pl6* y *DPC4*. En esté terreno se están haciendo muchos estudios y es posible que en este campo este la solución, tanto del diagnóstico como del tratamiento.

—¿Existe alguna prueba que nos permita hacer el diagnóstico temprano, como la endoscopia en el cáncer gástrico, o la sangre oculta en heces y colonoscopia en el cáncer de colon?

—No doctor, el antígeno CA 19-9 se detecta hasta que el tumor está en fases avanzadas, por lo que no es útil en estudios de escrutinio.

El Jefe de cirugía agregó: "El páncreas permaneció oculto durante muchos años, pero actualmente ya contamos con muchos estudios para verlo: algunos sencillos y no invasivos como el ultrasonido; otros más elaborados como la tomografía axial computarizada; con la helicoidal se obtienen muy buenas imágenes; la resonancia magnética nuclear; se puede aprovechar la endoscopia de la CPRE para realizar un ultrasonido transendoscópico, que tiene mayor sensibilidad y especificidad, además puede servir como guía para tomar una biopsia; sólo en los enfermos que se van a operar se lleva a cabo una arteriografía selectiva. Todos estos estudios utilizados en forma lógica, de lo sencillo a lo complicado, pueden ayudar al diagnóstico.

—¿Qué papel tiene la laparoscopia en estos pacientes?

—Para el diagnóstico temprano no es útil. Puede usarse para la estadificación de tumores potencialmente resecables, investigar si hay implantes tumorales en hígado, superficie peritoneal, diafragma o pelvis.

—¿Todos los tumores cancerosos del páncreas son iguales?

—No doctor, algunos son sólidos como el adenocarcinoma ductal, que tiene nuestro paciente. Existen el adenoescamoso, el de células acinares y el pancreatoblastoma, que ocurre en niños. Otros son quísticos, como el cistadenoma mucinoso, con el correspondiente tumor maligno, o sea el cistadenocarcinoma. Aunque hay alguna diferencia en su manifestación y en su agresividad, en todos debemos poner el mismo interés para el diagnóstico y tratamiento.

—Dr. Llanos, veo que quiere hacer un comentario.

—Si doctor, únicamente mencionar que el cistadenocarcinoma puede confundirse con el seudoquiste del páncreas, pero en este caso existe el antecedente de pancreatitis o trauma. Por otra parte, en el ultrasonido en caso de cistadenocarcinoma la cavidad habitualmente esta tabicada, en caso de duda, siempre podrá hacerse una citología por punción guiada por ultrasonido o tomografía.

—Bien doctor, aunque veo difícil que exista esta confusión.

—Si es difícil, pero lo menciono porque hemos recibido dos enfermos en quienes ocurrió esta confusión, es más, en el hospital de origen se realizó una derivación de la cavidad quística del cistadenocarcinoma, en uno a estómago y en otro a intestino, obviamente estos enfermos perdieron toda oportunidad para un tratamiento quirúrgico adecuado.

El coordinador dijo: "El día de hoy ha dejado mucha enseñanza, hemos aprendido de sus preguntas y comentarios, pero sobre todo de los enfermos, quienes nos han enseñado mucho. Ya es bastante tarde, de tal manera que si no hay nada pendiente, damos por terminada la sesión, gracias a todos."

CAPÍTULO 7

TRAUMA ABDOMINAL

La mitad de los pacientes atendidos en los hospitales de urgencias han sufrido diferentes tipos de trauma, por lo que muchas veces se identifican como "Hospitales de Trauma", para facilitar el acceso a sus instalaciones se encuentran distribuidos en diferentes rumbos de la gran Metrópoli, dependen del Gobierno de la Ciudad y proporcionan atención a todas las personas que lo solicitan, tengan o no derecho a otros servicios médicos, públicos, privados, de la seguridad social o compañías de seguros. Por lo que, cuando menos en las situaciones de urgencias y fases iniciales del tratamiento, se atienden a personas de las más diversas condiciones socioeconómicas, con diferente nivel educativo y cultural, quienes sin distinción conviven en sus instalaciones, y en quienes se aplican los pocos o muchos recursos con los que se cuenta.

Casi todos estos hospitales están construidos en una sola planta, con una distribución y secuencia lógica de sus instalaciones: admisión, servicios auxiliares del diagnóstico, unidad de cuidados intensivos y quirófanos, con fácil comunicación entre ellos, las salas de hospitalización, consulta externa y cuerpo de gobierno del hospital se encuentran separados. Lo reluciente que se mostraban en la ceremonia inaugural, contrasta con el aspecto que tienen después de años de uso, por el deterioro, parches por soluciones improvisadas, falta de mantenimiento y limpieza.

Existe una oficina del Ministerio Público junto al departamento de admisión, para enterarse y encargarse de los problemas legales y jurídicos, los que son habituales por tratarse de pacientes traumatizados. Como servicios paralelos se encuentran transportes, ambulancias y el helipuerto para el traslado rápido de heridos y enfermos a otros hospitales, sobre todo cuando ocurre el cada vez más frecuente "embotellamiento" o "atasco" del tráfico en las calles de la ciudad, agravado los días que llueve más de la cuenta, o por las marchas y manifestaciones, que, justificadas o no, se llevan a cabo casi todos los días.

Aquella noche en la sala de admisión había pocos enfermos: una señora que acudió por dolor abdominal, tranquilamente dormida en una camilla después de haber recibido una inyección endovenosa; un paciente sentado en un banquillo con una escayola de yeso en un antebrazo, esperando a que los médicos vieran la radiografía de control y lo dieran de alta, y sujeto en una camilla un individuo malvestido, sucio y maloliente, saliendo de una mayúscula borrachera, a quien le suturaron una herida en la frente que se hizo al caer sobre la banqueta.

En el control de ambulancias recibieron la información de un accidente en la carretera a Cuernavaca; el choque de un autobús contra la parte trasera de un camión estacionado sin luces, el que había ocurrido media hora antes, se sabía de dos muertos y varios heridos graves, que en esos momentos estaban en camino al hospital, lo que fue comunicado al médico adscrito que fungía como Jefe de guardia, quien, para contar con mas espacio, de inmediato ordenó a los médicos residentes que dieran de alta a la enferma ya sin dolor abdominal, al paciente con fractura de antebrazo y al borrachín, que ya era cliente conocido del servicio. Esto último no fue fácil por la resistencia y protestas del aludido, a quien pasaron a la oficina del Ministerio Público, de donde dos policías lo pusieron en la calle.

Se escuchó a lo lejos el ulular de las sirenas de las ambulancias, en ese momento el Jefe de guardia, un cirujano con muchas horas de vuelo, dio instrucciones a médicos, residentes y enfermeras: "Ya lo saben todos en orden, no se me pongan nerviosos, primero deben identificar a los heridos más graves, porque está en peligro su vida, ellos tienen prioridad para su atención; ustedes dos — dijo a dos médicos internos — se dedican a los menos graves y anotan los datos de identificación en la hoja de admisión, la descripción de lesiones, signos vitales, estudios auxiliares si se requieren, el tratamiento y el plan de manejo ¿Está claro?"

Todos asintieron y se distribuyeron por los cubículos, para entonces ya vacíos. Los residentes que estaban en el último año formaron pareja con un residente de menor jerarquía, trazaron su plan de trabajo: "Mira manito, para más rapidez mientras la enfermera toma los signos vitales, yo exploro al herido que nos toque y tú vas anotando los hallazgos ¿De acuerdo? Vaya nochecita que nos espera".

Comenzaron a llegar las ambulancias, los paramédicos distribuían y entregaban a los heridos a los médicos de urgencias, quienes de inmediato iniciaron sus actividades. Cuando el herido estaba consciente la enfermera preguntaba y anotaba en la hoja de admisión su nombre, sexo y edad. Cuando estaba inconsciente, el paramédico proporcionaba estos datos tomados de la documentación que llevaba el lesionado, la que junto con las pertenencias personales entregaba en la oficina del Ministerio Público.

Gerardo, residente de cuarto año, inició la exploración, mientras Lucio, residente de segundo año, anotaba: "Paciente del sexo masculino, de aproximadamente 35 años de edad, no responde a estímulos verbales". Mientras decía esto, tomó la cabeza fija por un collarín en cuello, aspiró las secreciones de boca y vías respiratorias altas, colocó una cánula de Guedel, utilizó una bolsa Ambú de autoinhalación conectada a oxígeno para ventilar al enfermo y dijo: "Para comenzar hay compromiso en A (Aire) y B (Ventilación, del inglés; *Breathing*), vamos a ver si responde a estas medidas, de lo contrario, tendremos que colocar una cánula endotraqueal y un respirador".

La enfermera ya estaba colocando dos catéteres gruesos en ambos antebrazos, tomando muestras de sangre para el laboratorio y el banco de sangre, después conectó soluciones balanceadas para su infusión y, sin apartar la vista de los antebrazos y frascos de suero para vigilar el goteo, dijo: "El enfermo tiene pulso poco tenso, llenado capilar lento, con una frecuencia de 110 por minuto, TA de 90/60, frecuencia respiratoria de 24 por minuto".

Gerardo continuó: "Existe hipoventilación en lado derecho del tórax, al parecer hay fractura de la 5ª, 6ª 7ª costillas, aumento de la claridad y ausencia de ruidos respiratorios en vértice, se escuchan los tonos cardiacos normales. El abdomen es blando, equimosis en cresta ilíaca derecha que se extiende hacia el abdomen, no escucho peristaltismo. Señorita coloque una sonda vesical para ver las características de la orina, medir la diuresis y controlar la transfusión de líquidos, si sus condiciones hemodinámicas permanecen estables vamos a solicitar radiografías".

— ¿Qué radiografías? —preguntó Lucio.

— Radiografía lateral de columna cervical, telerradiografía de tórax y radiografía de pelvis.

— ¿Pedimos placas de cráneo? El enfermo tiene traumatismo craneoencefálico —dijo Lucio.

—No, el paciente tiene sus pupilas iguales, responden a la luz, y no hay signos de lateralización, además, en este momento no nos ayudan en nada, sólo pidan las radiografías de columna, tórax y pelvis, que son las únicas indicadas en los heridos politraumatizados. Este paciente tiene compromiso de A, B y se inicia el compromiso de C (Circulación), que se está manejando con la transfusión rápida de soluciones balanceadas, tenemos que continuar en orden, D (Desvestir al paciente) para poder cumplir con E (Exploración completa), y evitar que pasen desapercibidas lesiones en espalda, cara posterior de abdomen o periné".

Una hora después estaban revalorando al herido para decidir qué hacer con él, pues aunque algunos heridos con lesiones menores habían pasado a observación u hospitalización, el servicio de urgencias aún estaba saturado.

—Veamos —dijo Gerardo— con la aspiración de secreciones y ventilación con ambú, al parecer, se ha mantenido una buena oxigenación tisular, no hay cianosis, con la infusión de 2000 mL de líquidos, la presión arterial subió y se ha mantenido en 100/70, con frecuencia cardiaca de 100 por minuto, mejoró el llenado capilar, el abdomen continúa blando, aunque el enfermo se defiende cuando palpamos el abdomen inferior, no hay sangre en orina. Vamos a ver los resultados del laboratorio y las radiografías.

—La hemoglobina es de 14.1 g, tipo sanguíneo O, algunos eritrocitos en orina, la columna cervical es normal, en la tele de tórax se ven fractura de tres arcos costales, neumotórax y hemotórax derechos, en la placa de pelvis se ve fractura de ambas ramas íleo púbicas ¿Cómo la ves cuate? —dijo Lucio.

—Hasta aquí podemos decir que el enfermo tiene traumatismo craneoencefálico, tal vez conmoción cerebral, tiene 9 en la Escala de Glasgow, así que en esta área no vamos a hacerle nada, excepto la vigilancia neurológica, tiene trauma de tórax con fractura de costillas, neumo y hemotórax, para lo que colocaremos dos sondas intrapleurales y sello de agua, trauma abdominal y de pelvis, aunque la fractura de pelvis puede explicar los cambios cardiovasculares y los signos abdominales, hasta este momento no hemos descartado la lesión de los órganos internos. La hemoglobina normal puede explicarse por hemoconcentración en el estado de choque, la pérdida sanguínea es a través del hemotórax, casi siempre por lesión de los vasos intercostales y el hematoma por la fractura de pelvis, que puede alojar mas de tres litros de sangre.

— ¿Entonces qué hacemos?

— Vamos a continuar con la infusión de soluciones parenterales, a colocar las sondas intrapleurales, solicitar radiografías de tórax y gasometría de control, también tomaremos un ultrasonido abdominal para ver si hay líquido libre en la cavidad abdominal.

— ¿Y si le hacemos una laparoscopia?

— En estos momentos no, sólo que más tarde surja la duda de posibles lesiones de órganos intraabdominales, primero haremos el ultrasonido.

Gerardo colocó dos sondas intrapleurales en la línea axilar media, una en el quinto espacio intercostal dirigida hacia arriba y otra en el séptimo espacio dirigida hacia atrás, las que, conectadas a un sello y succión leve, drenaron el aire y 500 mL de sangre. Durante estas maniobras el paciente se mostró cada vez más reactivo, inclusive contestando con gestos a algunas preguntas sencillas, el ultrasonido mostró una opacidad pélvica interpretada como hematoma retroperitoneal, tanto el hígado como el bazo se encontraron normales y no se detectó líquido libre en la cavidad abdominal, por lo que se transfirió a la unidad de cuidados intensivos, para continuar su vigilancia y manejo.

En el cubículo vecino las cosas fueron diferentes, Jorge como residente de tercer año y Ricardo, como residente de segundo año, actuaron con rapidez, después de que el paramédico les entregó al herido: "Es el chofer, de 40 años de edad, tenia impactado el volante en el abdomen, estaba en estado de choque, por lo que le pusimos este suerito, por cierto el otro chofer o supervisor que venía al lado murió en el acto".

Jorge tomó el mando, mientras aspiraba secreciones y colocaba una mascarilla para ventilación y oxigenación dijo: "El enfermo está en estado de choque hipovolémico, está pálido, con sudoración fría, no palpo pulso periférico y en carótidas es poco perceptible, el llenado capilar es muy lento. El catéter que trae es muy delgado, rápido señorita canalice dos venas con catéteres cortos y gruesos".

— No encuentro presión arterial y sólo pude canalizar una vena en brazo.

— ¿Le ponemos un catéter central en la subclavia?— preguntó Ricardo.

— No, nos lleva mucho tiempo y no nos sirve para la transfusión rápida de líquidos. Traigan del "Banco" cuatro unidades de sangre tipo O y pasen el suero a chorro, mientras ven su tipo y le cruzan otras unidades, vamos a necesitar mucha sangre.

Al no disponer de un catéter grueso, tomó un tubo estéril de venoclisis, con anestesia local disecó la vena safena externa e introdujo el tubo de venoclisis en su interior, por el que se pudieron transfundir en poco tiempo soluciones balanceadas y tres unidades de sangre.

Cuarenta y cinco minutos después estaban valorando al enfermo, el que ya tenía colocado un oxímetro y electrodos para control electrocardiográfico: "Señorita ¿Cómo están los signos vitales? ¿Qué cantidad de líquidos se han transfundido?"

— No escucho la presión arterial, pero la palpo en 80/50, el pulso es de 120 por minuto, se han pasado 3 000 mL de suero y tres unidades de sangre.

—Bueno —dijo Jorge — el enfermo ha mejorado un poco, las huellas del traumatismo se extienden del epigastrio e hipocondrio derecho hacia el mesogastrio, así que lo más probable es que tenga hemorragia por lesión del hígado, además de otras que encontremos. Avisen al anestesista y a quirófano, vamos a operar a este enfermo.

Empujando la camilla y sosteniendo los frascos de sangre y suero el equipo quirúrgico se encaminó al quirófano, en la puerta de entrada se cruzó con el Jefe de guardia, quien estaba organizando el orden de entrada de los heridos a las salas de operaciones: "Vamos a meter a este enfermo, está muy grave, llegó sin presión, ya se le transfundieron tres litros de suero y tres unidades de sangre en menos de una hora, creo que tiene ruptura hepática. Recuerda lo que estuvimos platicando, en estos pacientes lo primero es salvar la vida, no trates de resolver el problema en una sola operación, puede ser un caso para cirugía de control de daños, voy a estar en Admisión o Terapia Intensiva, si necesitas ayuda me mandas avisar".

— Gracias doctor, yo le aviso.

El anestesiólogo aplicó los medicamentos de inducción, colocó la cánula endotraqueal e inicio la anestesia, cuando Jorge, Ricardo y un residente de primer año entraron a quirófano el paciente ya estaba anestesiado y la instrumentista estaba haciendo la limpieza del campo quirúrgico, se pusieron las batas, se calzaron los guantes y se colocaron en sus respectivos sitios para comenzar la operación.

Con mano firme, Jorge hizo una incisión media supra e infraumbilical, del apéndice xifoides a 5 cm por arriba del pubis, a través del peritoneo vio la coloración azulosa de la sangre acumulada en ese momento. Jorge dijo: "Los aspiradores funcionando y muchas compresas". Abrió el peritoneo y la sangre brotó a borbotones, la evacuaron con la ayuda de aspiradores, compresas y con las manos, las de Jorge buscaron y palparon el bazo, que estaba indemne, no así el hígado, que tenía dos grandes heridas estelares con sangrado activo. Colocó las compresas tratando de unir los fragmentos separados, dos más en la cara inferior sobre la que colocó dos separadores para hacer compresión y le dijo al residente de primer año: "Tú toma los separadores y de aquí no te mueves hasta que yo te diga, pasen más sangre para que suba un poco la presión y podamos continuar con la exploración del abdomen".

— ¿Cómo está el enfermo?

El anestesista contestó: "Tiene 80/50 de presión y 110 de pulso, pueden seguir, pero rapidito, sin hacer florituras".

— Tú no te muevas — volvió a decir al residente de primer año, que asustado estaba inmóvil como estatua — no hagas tanta fuerza con los brazos, te vas a cansar, toma los separadores y deja caer hacia atrás el peso del cuerpo, para que aguantes.

Comenzaron la revisión de estómago por las dos caras, duodeno, intestino palmo a palmo en toda su extensión, en la raíz del mesenterio detrás de un gran coagulo había un desgarro que sangraba profusamente. Hicieron hemostasia con puntos de transfixión y continuaron la revisión, dos perforaciones entre yeyuno e íleon rodeadas de una zona equimótica, las cerraron con dos puntos, dejaron la seda larga como referencia, terminaron la revisión sin encontrar otra lesión.

El residente que se había quedado en admisión se asomó por la puerta de quirófano y dijo: "Para acabarla de amolar acaba de llegar un balaceado. Lo asaltaron para robarle su coche y tiene dos heridas por proyectil de arma de fuego, una en epigastrio y otra en mesogastrio, sin orificio de salida. En la radiografía lateral de abdomen los proyectiles se ven alojados en la masa muscular lumbar.

— ¿Hay algún quirófano libre?

— Se va a desocupar el cuatro, están terminando de tratar una fractura expuesta de tibia y peroné.

— De los residentes ¿Quién está libre?

— Sólo Celia, está en terapia dándoles una ayudadita.

— Híjole, Chela es residente de segundo año y está embarazada, en fin, avísale al Jefe y que él decida.

— La sonda vesical ya drenó 100 mL de orina y la orina está clara — dijo el anestesista.

— Que bueno, porque tenemos que volver a revisar el taponamiento del hígado y va a volver a sangrar, así que prepárese y usted me dice.

— Adelante, enfermera pida al Banco dos unidades más de sangre.

Jorge le pidió al residente que retirara los separadores, fue sacado con lentitud y sumo cuidado una a una de las compresas, volvió a ver las heridas del hígado, grandes e irregulares que sangraron nuevamente, aunque menos que al principio. Colocó en mejor posición una compresa, tratando de unir los fragmentos del hígado, y sobre ella dos más para hacer compresión, puso otra en la cara inferior, esperó unos momentos para percatarse que no había sangrado activo y preguntó: "¿Cuánto tiempo de cirugía llevamos?"

— Cuarenta minutos.

— Pues a mí se me ha hecho eterno, ya terminamos, es todo lo que podemos hacer por ahora. Déme una bolsa de suero estéril y prepáreme unas vendas elásticas para afrontar los bordes de la herida.

— ¿No vas a cerrar la herida? — preguntó el residente de primer año.

— Ni soñando, el enfermo está muy mal, dejamos el abdomen parcialmente abierto, pasamos al paciente a terapia intensiva para que lo estabilicen y en 24 horas lo pasamos otra vez a quirófano, para revisar el sangrado del hígado y tratar las lesiones intestinales.

Acomodó las asas intestinales y el epiplón, puso sobre ellas la bolsa de plástico del suero y mientras aproximaba con las manos los bordes de la herida Ricardo y el otro residente entrecruzaban los cabos de las vendas, fijándolas con esparadrapo.

Al salir se encontraron al Jefe de guardia, que preocupado venía hacia el quirófano: "Qué tal ¿cómo les fue? ¿Cómo está el enfermo?"

—Por ahora más o menos, ya lo van a pasar a terapia para que le corrijan la hipotensión, hipotermia, acidosis, las alteraciones de coagulación y traten de estabilizarlo, para poder pasarlo nuevamente a quirófano y completar el tratamiento.

— Está bien, te felicito, ese es el concepto de cirugía de control de daños, para lo que se necesita trabajo en equipo.

En esos momentos pasó otra camilla con el enfermo herido por proyectiles de arma de fuego, seguida de Chela, que para esas fechas ya estaba en el octavo mes del embarazo, pero no había querido hacer uso de la incapacidad a la que tenía derecho, para no dejar su entrenamiento y verse superada por sus compañeros.

—Adelántate, comienza la incisión, en unos momentos estoy contigo para ayudarte —dijo el Jefe de guardia.

Cuando Chela, después de acomodar de lado su voluminoso abdomen, apenas había iniciado una incisión media 10 cm por arriba y 10 cm por debajo de la cicatriz umbilical, el Jefe se incorporó como ayudante: "Sigue, primero explora toda la cavidad abdominal, haz la hemostasia en los sitios en los que la hemorragia sea importante y deja referidas las lesiones de intestino, después trazas tu plan de tratamiento".

Así lo hizo, no encontró sitios con sangrado importante, aspiró escasa cantidad de líquido de color amarillo verdoso, exploró metódicamente la cavidad abdominal, encontró una herida en cara anterior de estómago, dos heridas casi juntas en yeyuno y otra en íleon. Cerró la herida en cara anterior del estómago, efectuó una resección de 10 cm que involucraba las dos heridas de yeyuno, restauró la continuidad por medio de anastomosis terminoterminal en dos planos y cerro la herida de íleon.Ya relajada exclamó: "¡Este arroz ya se coció!, ya terminamos".

— ¿Estás segura, qué te falta?

— Nada más limpiar la cavidad abdominal, colocar una canalización y cerrar la pared.

— ¿No crees que si una bala entró por la cara anterior del estómago tuvo que salir por alguna parte? ¿Acaso estará dentro del estómago?

— Es cierto, me falta explorar la cara posterior del estómago.

— Anda, abre el epiplón gastrocólico y revísala.

Así lo hizo y en efecto, encontró el orificio de salida que dio lugar a una herida cerca del píloro, de mayor tamaño que la de entrada, regularizó los bordes y la cerró en dos planos, cerró la brecha en epiplón gastrocólico, lavó la cavidad, comprobando que no había sangrado ni otra lesión, colocó un drenaje de Pensore en la transcavidad de los epiplones y otro en pelvis y cerró la pared por planos.

El enfermo, joven de 29 años de edad, sano previamente, sin compromiso hemodinámico, con poco tiempo de evolución permaneció estable durante la inducción, en el transoperatorio y al terminar la operación, el anestesiólogo dijo: "Aunque no me lo hayan preguntado el enfermo está bien, ya lo estoy despertando".

— Estuviste muy bien, mejor dicho, estuvieron muy bien los dos — dijo el Jefe de guardia, señalando su voluminoso abdomen que descansaba sobre el borde de la mesa de operaciones, lo que provocó la risa de todos los presentes.

Un tanto cohibida Chela comentó: "Sí, gracias, pero se me estaba pasando una herida en la cara posterior del estómago".

— Suele suceder, pasa en las mejores familias, producto de la emoción y la euforia de actuar como cirujano, esos detalles con el tiempo y la experiencia se corrigen. Por favor haces el informe quirúrgico, pones las indicaciones y pasas al enfermo a recuperación.

Al día siguiente, los residentes se encontraban en terapia intensiva, situada junto a recuperación, revisando a los pacientes operados la noche anterior. Primero revisaron el paciente operado por Chela, quien por su preocupación y por estar asignada en el Servicio, lo había vigilado toda la noche.

— ¿Cómo está el enfermo? — pregunto el Jefe de terapia.

— Bien doctor, los signos vitales están estables, tiene diuresis de 80 mL por hora y la sonda nasogástrica sólo ha drenado escasa cantidad de líquido mucoso con rasgos de sangre.

— Si no hay problema, trasládenlo a hospitalización, necesitamos tener camas libres en terapia, por lo que se ofrezca, veamos los que están más delicados.

Pasaron al enfermo atendido por Gerardo y Lucio, quienes presentaron el caso: "Es un paciente politraumatizado, con conmoción cerebral, ha mejorado el estado de consciencia y la escala de Glasgow, tiene fractura de tres arcos costales derechos, neumotórax y hemotórax se colocaron sondas intrapleurales para evacuarlos, se auscultan ruidos respiratorios, en las radiografías de tórax de control se aprecia expansión pulmonar satisfactoria y no se reprodujo el hemotórax. Si continúa así, pensamos retirar la sonda superior en 24 horas y la inferior en 48 horas".

Revisó las telerradiografías de tórax, las comparó con las previas y comentó: "Está bien, estoy de acuerdo ¿Qué más?"

— Al principio nos pareció que tenía contusión profunda de abdomen, ya que estaba distendido y no auscultábamos peristaltismo, pero pensamos que los síntomas y signos eran secundarios a fractura de pelvis, la orina es clara, no hay líquido libre en cavidad, ya se escucha uno que otro ruido intestinal. No ha sido necesario transfundir sangre, la última hemoglobina es de 10.6 g, por todo lo anterior, es mejor seguir una conducta conservadora, pero vigilando estrechamente al paciente.

—Sé que a los cirujanos les cuesta trabajo decir eso, pero es lo mejor para el enfermo.

Jorge y Ricardo presentaron a su enfermo: "Es un paciente de 40 años, sufrió una contusión profunda de abdomen en un choque frontal del autobús que conducía, tuvo una hemorragia cuantiosa, que requirió la transfusión masiva de soluciones electrolíticas y sangre. Se encontró el hígado estallado, con heridas grandes e irregulares, un desgarro sangrante en raíz del mesenterio y dos heridas en la parte media de intestino delgado, el hígado se envolvió para aproximar las superficies de las heridas, se efectuó empaquetamiento, hemostasia, sutura del mesenterio, cierre provisional de las heridas de intestino, las sedas utilizadas se dejaron largas como referencia, se cubrieron las asas con una Bolsa de Bogotá y el abdomen se dejó abierto.

— ¿Cómo ha evolucionado?

—Se trasladó a terapia para tratar de estabilizarlo, se mantuvo sonda endotraqueal y respiración asistida, para garantizar un buen soporte respiratorio, la diuresis es de 40 a 50 mL por hora, la presión en la sonda vesical es de 20 cm de agua, la TA esta en 90/60, pulso 110, 28 respiraciones por minuto, la temperatura ha oscilado entre 35.8 y 36.5, en la gasometría el pH es de 7.34, con presión parcial de oxígeno de 52, el tiempo de protrombina y el parcial de tromboplastina (TP y TPT) todavía están un poco alargados.

— Y ¿Qué piensan hacer?

— Creemos que en el curso del día se acabarán de corregir las alteraciones de la coagulación y la hipotermia. Por otra parte, ya tiene algunos datos de síndrome compartamental abdominal, planeamos llevarlo nuevamente a quirófano en la noche, para retirar una o dos compresas, disminuir la presión intraabdominal, tratar definitivamente las heridas de intestino y dejar el abdomen abierto para nuevas revisiones.

— ¿Quién va a operar al enfermo? Ustedes no están de guardia.

— No doctor, salimos a las dos de la tarde, pero nos vamos a quedar para descansar en la tarde y operarlo en la noche ¿Verdad? —preguntó a Ricardo, quien por el cansancio o la desvelada contestó en forma afirmativa, no del todo convencido.

En la noche estaban otra vez en el quirófano, el enfermo con neuroleptoanestesia y buena ventilación, retiraron las vendas que aproximaban los bordes de la herida abdominal, con irrigación suave retiraron la bolsa de plástico y dos compresas. Vieron que no se producía sangrado, por lo que procedieron a resecar el intestino lesionado, reconstruyendo la continuidad del tubo digestivo con anatomosis terminoterminal, lavaron la cavidad abdominal, colocaron nuevamente la Bolsa de Bogotá, aproximaron los bordes de la herida abdominal y pasaron al enfermo a la unidad de cuidados intensivos —¿Cuánto duró la operación? — preguntó Jorge.

— El tiempo es lo de menos —contestó el anestesista—, lo que importa es que el enfermo toleró bien la anestesia y la cirugía, espero que así sea con las que faltan.

Dos días después estaban nuevamente en quirófano. Realizaron maniobras rápidas y sin problemas, irrigación con solución fisiológica y retiro de dos compresas más. Dos días más tarde, repitieron las maniobras y extrajeron otra compresa. Al cabo de tres días, o sea ocho días después de la operación inicial, llevaron al paciente a operaciones con el plan de retirar las dos últimas compresas que estaban íntimamente en contacto con el hígado, lo que llevaron a cabo despacio y con mucho cuidado, ayudados por una abundante irrigación con solución fisiológica. Se produjo sangrado en capa en algunos sitios de la superficie hepática, la que se cohibió por medio de compresión transitoria, aproximaron los bordes de la incisión abdominal y trasladaron el enfermo a terapia intensiva.

Se dirigieron a la cafetería, se sentaron junto a Gerardo y Lucio, en la plática abordaron diferentes temas: deportes, proyectos, conquistas y citas con chicas, pero como siempre pasa, la conversación terminó en los comentarios y discusión sobre sus enfermos.

— ¿Cómo está el paciente politraumatizado? — interrogó Ricardo.

— Mucho mejor— dijo Gerardo — la recuperación neurológica ha sido completa, le retiramos las dos sondas de tórax y las radiografías de control son normales. El íleo paralítico aunque prolongado terminó por ceder, sólo persiste el problema de la fractura de pelvis, pero para su solución lo que se necesita es tiempo.

En ese momento entró Chela a la cafetería, Lucio se dirigió a ella: "Hola, ya no puedes ni con tu alma, no sé cómo le hiciste para poder operar, por cierto ¿Cómo está tu enfermo?

Con cierto aire de suficiencia y burla respondió: "Muy bien, ayer lo di de alta".

— Te felicito — dijo Jorge — en cambio nosotros, acabamos de salir de la quinta exploración de nuestro paciente, por fin le pudimos retirar todas las compresas del empaquetamiento. Está vivo, pero aún le queda un largo camino por delante. Por lo pronto, todavía le dejamos la herida abdominal abierta, se continuará con curaciones, para que, de acuerdo con su evolución, se elija el mejor momento para reconstruir la pared abdominal.

— Ni hablar mano, les tocó el herido más grave, les ha dado mucho trabajo, pero lo resolvieron de una manera padre.

— Sí, antes estos enfermos casi siempre se morían, yo no estaba muy convencido de la cirugía de control de daños, pero en realidad es la única manera de manejar a estos pacientes.

— Ya casi son las dos de la tarde, voy a preparar mis cosas para irme temprano, dentro de ocho días nos toca guardia, a ver cómo nos va.

— Si, nosotros también nos queremos ir temprano, "chao"...

En la guardia del siguiente fin de semana, todo parecía indicar que se sería una tarde tranquila. Sentados en el cuarto de guardia, localizado a un lado de Admisión, Gerardo y Lucio comentaban que el día anterior habían dado de alta a su paciente politraumatizado. Jorge y Ricardo referían cómo había evolucionado su enfermo: ya estaba en hospitalización con alimentación blanda y tránsito intestinal normal, la herida quirúrgica con tejido de granulación y cicatrización de segunda intención, la plastia de la pared abdominal se realizaría hacia la duodécima semana de evolución posoperatoria.

Una empleada de Intendencia encargada de la limpieza tocó y abrió la puerta: "Acaba de llegar una niña atropellada, la trajeron en un taxi y está bien chocada", dijo.

Aunque sus estudios no pasaban del tercer año de primaria, con frecuencia utilizaba los términos médicos y técnicos que escuchaba de médicos y enfermeras. Su aseveración se basaba en los muchos enfermos que había visto durante años de trabajo encargada de la limpieza en Admisión.

—Nosotros vamos —dijo Gerardo— a ver si ahora sí nos toca un caso quirúrgico.

La mamá de la niña proporcionó los datos básicos, mientras la enfermera se abocaba a canalizar las venas de ambos antebrazos.

—¿Cómo se llama la niña? ¿Qué edad tiene? Cuéntenos qué pasó.

— Se llama Irma, tiene seis años. Estábamos en el parque jugando. Mi niña fue a recoger la pelota y de repente un bárbaro se subió con su auto a la banqueta, la atropelló y se largó el maldito.

— ¿Le pegó de frente?

— No, el carro le pegó de lado con la defensa o la salpicadera y la botó a un lado.

— Lucio, quédate con la enfermita mientras yo hablo con la señora.

La pasó a una pequeña oficina, le pidió que tomara asiento y con voz pausada le dijo: Ya estamos atendiendo a su hijita, se ve bastante mal y probablemente necesite operarse, si quiere hablarle a su esposo o a alguna otra persona, en la Sala de Espera hay varios teléfonos.

— ¿Qué tiene mi niña?

— Por el momento sólo le podemos decir que recibió un golpe muy fuerte en el abdomen y le van a realizar unos estudios. Más tarde le informaremos con detalle.

Lucio se aseguró de que tuviera dos buenas venas canalizadas, solicitó los estudios indispensables: hemoglobina, tipo sanguíneo, radiografías de tórax y abdomen. Inició la transfusión de soluciones electrolíticas y solicitó que se cruzaran dos unidades de sangre.

Pocos minutos después estaban valorando a la pequeña paciente: "Mira, tiene una zona morada en el lado izquierdo, en la parte inferior del tórax, pero la telerradiografía de tórax es normal, no se ven fracturas de costillas".

— Es que sus costillas todavía no están totalmente calcificadas y se deforman con el impacto sin fracturarse, pero en la radiografía simple de abdomen se ve el estómago dilatado, con la curvatura mayor irregular y rechazado por una opacidad que no deja ver el bazo, que casi seguro se rompió ¿Cómo están sus signos vitales?

— La TA se palpa en 80/60, tiene 120 de pulso, 30 respiraciones por minuto y el llenado capilar es lento — dijo la enfermera.

— ¿Cómo está la biometría?

— La hemoglobina es de 8 g, aunque las cifras reales deben ser menores por la hemoconcentración del estado de choque — dijo Lucio.

— ¿Ya trajeron la sangre del Banco? Comiencen a transfundirla.

— El abdomen esta distendido, doloroso y no se ausculta perisitaltismo. La enferma tiene una contusión profunda de abdomen con ruptura de una víscera maciza. Avisa a quirófano y al anestesista, mientras vuelvo a hablar con la mamá.

Cuando Gerardo salió a la sala de espera para hablar con la madre, ésta ya se encontraba acompañada de su esposo. Los pasó a la pequeña oficina para explicarles: "Ya le había dicho a la señora que posiblemente Irma tuviera que operarse. Acabamos de ver los estudios de laboratorio y las radiografías. Tiene una hemorragia interna, por lo que es necesario operarla para detenerla. Lo más probable es que se tenga que extirpar el bazo, que, estoy casi seguro, está roto.

— ¿Está muy grave?

— Sí, su problema es grave.

— ¿Es peligrosa la operación? ¿Puede morirse?

— Todas las operaciones tienen peligro, puede haber complicaciones y aunque tomemos todas las precauciones siempre existe la posibilidad de que llegue a fallecer.

— Si no hay otro remedio, pues que la operen.

— Entonces, por favor firmen la autorización para que pase a quirófano lo más pronto posible.

Mientras se lavaban Gerardo comentaba: "Vamos a ver si podemos preservar el bazo, ya ves que los niños con esplenectomía con frecuencia sufren infecciones por neumococos".

Gerardo abrió la pared abdominal en la línea media, inmediatamente salió gran cantidad de sangre, la que inundó el campo quirúrgico y les impidió la visión de los órganos intraabdominales, puso dos compresas en el cuadrante superior izquierdo y le dijo a su ayudante: "Tú mantén la compresión sobre el bazo, mientras yo limpio la cavidad abdominal para ver qué tiene la enferma y qué podemos hacer".

Con la hemostasia transitoria fue posible explorar sistemáticamente toda la cavidad abdominal. Se percataron que la única lesión estaba en el cuadrante superior izquierdo, así que acomodaron los separadores y fueron retirando las compresas, con lo que nuevamente se presentó el sangrado activo. Gerardo metió la mano izquierda y con los dedos comprimió el hilio esplénico para controlar la hemorragia: "Mira, el bazo está roto, esta lesión va prácticamente hasta el hilio, es imposible conservar el bazo, tenemos que quitarlo".

— ¿No hay manera de conservarlo?

— No mano, las lesiones tienen varios trayectos que van de ambos polos al hilio y el bazo prácticamente está partido en tres fragmentos.

Gerardo ligó la arteria y vena esplénicas por separado, extirpó los fragmentos del bazo, retiró los coágulos de la curvatura mayor del estómago y del ángulo esplénico del colon, revisó la hemostasia, colocó un drenaje de Penrose y cerró la pared por planos. La operación transcurrió sin problemas, durante la cual se transfundieron soluciones electrolíticas y dos unidades de sangre. Gerardo informó los hallazgos y de los resultados de la operación a los padres de Irma, quienes se quedaron más tranquilos.

Ya en la Sala de Recuperación la salida casi continua de líquido sanguinolento por la canalización empapaba los apósitos, por lo que la enfermera a colocó una bolsa de ileostomía colectora, para cuantificar mejor el volumen perdido, lo que fue comunicado a los médicos de guardia.

Lucio revisó a la enferma, aún estaba pálida, con taquipnea, la TA de 90/60, con frecuencia cardiaca de 100 por minuto. En la bolsa colectora había 700 mL de líquido sanguinolento claro, lo que Lucio interpretó como drenaje del suero utilizado en el lavado de la cavidad abdominal. Indicó que le terminaran de pasar la sangre y trasladaran a la enfermita a la unidad de cuidados intensivos. De todo lo anterior informó a Gerardo, que estaba ocupado ayudando en otra intervención quirúrgica.

Al día siguiente, durante la visita en Terapia, vieron a la paciente pálida, sudorosa, con frecuencia respiratoria de 34 por minuto, TA 70/50, frecuencia cardiaca de 130 por minuto, por la canalización habían drenado 600 mL de suero y sangre fresca, la hemoglobina de control era de 7 g en comparación con la de la noche anterior, que había sido informada en 10.1 g

—¿Qué pasa Lucio? Esta enferma está sangrando. ¿Qué no la revisaste anoche?

— Te juro que sí la revisé, sus signos vitales estaban estables y la verdad yo pensé que el líquido que salía era parte del que se quedó después de lavar la cavidad abdominal.

El Jefe de servicio dijo: "Discutiendo no se arregla nada, soliciten pruebas de coagulación, inicien la transfusión de plasma fresco congelado y pidan que crucen dos unidades de sangre. En cuanto haya terminado el plasma la pasas a quirófano para revisar el sangrado, yo te ayudo".

— Revisamos muy bien la hemostasia —dijo Lucio— ¿Por qué puede estar sangrando?

— La enferma fue politransfundida. Por el peso de la enferma podemos decir que prácticamente se realizó una exanguinotransfusión, pero con sangre de banco en la que están diluidos o no existen los factores de coagulación, pero siempre debe pensarse en la posibilidad de que exista un vaso sin ligar como causa del sangrado.

Gerardo retiró los puntos de sutura, abrió la cavidad abdominal, revisó el hilio esplénico en el que las ligaduras estaban bien colocadas, sin sangrado, sobre la curvatura mayor encontraron unos vasos con sangrado leve, que ligaron por transfixión y comentó: "Pero si hicimos hemostasia de todos estos vasos".

— Tal vez la enferma estaba hipotensa, o se desprendió alguna ligadura, revisa bien el lecho esplénico.

— Está limpio, no hay sangrado.

— Bueno, vamos a cerrar

Gerardo colocó dos drenajes en lecho esplénico y volvió a cerrar por planos. La enferma pasó a Terapia Intensiva. En los días siguientes se agravó la dificultad respiratoria, con repetidos accesos de tos con expectoración mucopurulenta, el drenaje por la canalización cada vez era menor y se había iniciado su movilización. La herida se veía en buenas condiciones, pero en la madrugada del quinto día, durante un acceso de tos se rompieron dos puntos de piel y se abrió la herida, dando salida a las asas intestinales. La enfermera las cubrió con compresas y las humedeció con solución fisiológica, llamó al médico de guardia, quien a su vez se comunicó con Gerardo, que acudió corriendo al llamado, vio a la enfermita, movió negativamente la cabeza con expresión de honda preocupación y dijo: "¿Por qué pasan estas cosas? Ni modo, otra vez tenemos que pasarla a quirófano", le ordenó a su compañero de equipo: "Lucio ve haciendo la solicitud de operaciones y avisa al anestesista, voy a hablar con los padres".

En la Sala de Espera estaba la mamá recostada en una banca, con un suéter como almohada y tapada con un abrigo.

— Señora, señora, despierte, tengo que darle una mala noticia.

— ¿Qué pasó, se murió mi niña?

— No, pero desgraciadamente se presentó una complicación, se abrió la herida del abdomen y es necesario cerrarla.

— ¿Y cuándo será eso?

— Ahora mismo, es urgente, necesito su autorización.

Con la autorización firmada, Gerardo se dirigió al quirófano, donde el anestesiólogo trataba de intubar a la enferma: "¡Qué barbaridad! Está inundada de secreciones", las aspiró y al fin pudo entubar y oxigenar a la paciente.

— Va a ser muy rápido, sólo lavaremos las asas y cerraremos en un solo plano. Así lo hizo Gerardo, quien se mostraba francamente compungido, tanto así, que al terminar en lugar de preguntar el tiempo quirúrgico, como era su costumbre, sólo alcanzó a preguntar: "¿Cómo está la enfermita?"

— Mal, muy mal, me cuesta mucho trabajo ventilarla, ya le tomé sangre para una gasometría y la vamos a dejar conectada a un respirador.

Gerardo salió para comunicar las condiciones de la paciente a su mamá, quien ya se encontraba acompañada de su esposo: "Irmita está muy grave, se está haciendo todo lo posible, pero es posible que no salga adelante". Como respuesta sólo hubo el llanto compulsivo de la madre.

Gerardo se quedó al lado de su enferma hasta que amaneció, ahí lo encontraron los padres de Irma cuando pasaron a verla en la hora de visita. Los dejó con ella y se fue al cuarto de residentes para tomar un baño, desayunar y seguir con las actividades propias de los residentes.

A media mañana se agravó la situación, la respuesta al tratamiento fue nula y la enferma falleció a las 12.03 horas, lo que Gerardo comunicó a los padres: "Siento decirles que Irmita acaba de fallecer, como todo se debió a un traumatismo será necesario que pase al Servicio Médico Forense, para la ... para la ... necropsia de ley".

—Ya sufrió mucho mi niña ¿Por qué no la dejan en paz? Ustedes están acostumbrados y no les importa nada, déjenla en paz —y se abrazó llorando a su esposo. De lo que no se dieron cuenta fue de las lágrimas que corrieron por las mejillas de Gerardo, mientras caminaba hacia Terapia Intensiva, para terminar de llenar toda la papelería necesaria para que se practicara la necropsia de ley, documentos que le parecieron demasiado complicados e inútiles.

El Jefe de servicio, conocido por su frialdad y dureza en el trato de los residentes puso una mano en el hombro de Gerardo, al mismo tiempo que le decía: “No puedes hacer tuyos todos los problemas de los enfermos, hicieron todo lo posible, algunos se alivian y otros se mueren”.

—Sí, pero era sólo una niña, tan disciplinada, tan dulce. Sufrió mucho pero toleró todo lo que le hicimos, siempre fue una buena paciente, no merecía morir.

— Está bien que lo sientas, pero la vida tiene que seguir, anda termina de llenar esos papeles y te das una vuelta por Admisión, para que no dejen problemas pendientes para la siguiente guardia.

Aquel sábado el general Vargas Antúnez, Jefe de la Policía de la ciudad recibió un mensaje en el despacho que ocupaba en el viejo edificio del Zócalo: están asaltando un banco sobre la Calzada de Tlalpan, tienen varios rehenes, varias patrullas acudieron al lugar y tienen rodeados a los asaltantes”.

— ¿Hay heridos o muertos?

— No mi General, todavía no hay ninguno.

Se levantó, examinó el plano de la ciudad que estaba sobre una pared y dijo: estamos bastante cerca ¡vamos, a ver cómo les va a estos hijos de la ... !

— Pero mi General, ya se hicieron cargo y puede ser peligroso.

— Hace unos días en la prensa dijeron que era un general y un Jefe de Policía de escritorio, que nunca estaba en el sitio del crimen, que no atacaba su origen y no sé cuántas cosas más. Ahora verán, en cuanto se den cuenta de que llega el Jefe de la Policía, de seguro se rinden.

— Pero mi General.

— Nada, vamos pronto, avisen al chofer para que traigan mi carro.

Minutos después el automóvil negro blindado del general corría a gran velocidad por la Calzada de Tlalpan, con dos motociclistas adelante y dos atrás para despejar el tráfico. “Estaciona el carro lo más cerca posible, vamos a bajarnos”, dijo el general..”

— Pero mi General.

— No hay pero que valga.

El chofer y ayudante personal se bajó para abrir la portezuela del asiento contiguo. El general Vargas se bajó y dirigiéndose a la puerta del Banco gritó: “Soy el Jefe de la Policía, tiren sus armas, liberen a los rehenes y salgan con las manos en alto”. Como respuesta se produjeron dos ráfagas de metralleta, tanto el chofer como el general

Vargas cayeron abatidos. Mientras otros policías disparaban fueron retirados hacia un lugar seguro.

— Llamen una ambulancia, están muy mal heridos.

— No hay tiempo, vamos a llevarlos al hospital más cercano, en una patrulla o en el carro del general.

Se formó otra vez la caravana, el carro negro blindado corriendo a gran velocidad por la Calzada de Tlalpan, con dos motos adelante y dos atrás. Avisaron por radio al hospital para que estuvieran preparados: "Vamos sobre la calzada de Tlalpan, llevamos dos heridos muy graves. Calculo que llegaremos en cinco o diez minutos, uno de ellos es el Jefe de la Policía". Esto último sirvió para la movilización de todo el personal en Admisión.

Al llegar a Admisión un grupo se encargó de atender al chofer y asistente, quien recibió 11 impactos por proyectil de arma de fuego distribuidos en una línea entre el hombro izquierdo y el muslo derecho. Por el calibre de los proyectiles y su trayectoria, se involucraron órganos vitales en tórax y abdomen, con lesiones incompatibles con la vida, por lo que se concretaron a describir las lesiones y llenar los documentos necesarios para su traslado al Servicio Médico Forense.

El grupo que se encargó de atender al general, quien sufrió tres impactos de bala en el abdomen y un cuarto en la parte superior del muslo derecho, siguió el protocolo para la atención de estos pacientes: permeabilidad de vías aéreas, ventilación, canalización de dos venas para determinar el tipo sanguíneo y cruzar sangre, al mismo tiempo iniciar la infusión de soluciones parenterales para mantener un volumen circulante efectivo. A pesar de las protestas del herido, se le descubrió totalmente, se corroboró la presencia de dos orificios de salida en la cara posterior del abdomen, el tercero se alojó en la masa muscular lumbar del lado izquierdo y el proyectil en el muslo derecho salió en la parte media de su cara posterior.

Pocos minutos después el equipo quirúrgico ya estaba en quirófano. El anestesiólogo indujo e inició la anestesia sin problemas, el cirujano realizó con rapidez una incisión media supra e infraumbilical, se aspiraron más de un litro de sangre mezclada con contenido líquido de intestino y fecal de colon, se procedió a la revisión completa y sistemática de la cavidad abdominal. No se encontró ninguna lesión de vísceras macizas, dos heridas en mesocolon transverso y en mesenterio sangraban profusamente, se llevó a cabo hemostasia. Había varias lesiones en intestino delgado, algunas aisladas y otras agrupadas con orificio de entrada y salida, por su localización se decidió efectuar dos resecciones intestinales de 20 y 25 cm que involucraban las heridas, con excepción de una pequeña en el borde antimesentérico, la que después de resecar los bordes se cerró en dos planos. La continuidad del tubo digestivo se restituyó con dos anastomosis terminoterminales, se resecó un segmento de colon transverso con una herida amplia que se extendía hasta el mesocolon y se efectuó una colostomía con bocas separadas.

Después de revisar la hemostasia y lavar la cavidad abdominal el cirujano dijo: ya terminamos ¿Cómo está el enfermo?

— El enfermo está bien, sus signos vitales se han mantenido estables, se han transfundido 3 500 mL de soluciones electrolíticas y dos unidades de sangre.

De lo que no se dio cuenta el cirujano, mientras estaba absorto en la operación, es que, contraviniendo a las normas establecidas, varias personas habían entrado al quirófano. Uno tomaba fotografías y otro tomaba notas, uno más sin uniforme quirúrgico, con bata, gorro, cubre bocas y botas sobre la ropa de calle se situó detrás del cirujano, viendo todo lo que hacía por encima del hombro.

— Soy médico del Hospital Militar, estoy aquí para ver cómo se atiende al general ¿Está seguro de que no hay ninguna otra lesión?

— Ya revisé con cuidado, pero vamos a revisar otra vez — lo que sin necesidad prolongó el tiempo quirúrgico.

El visitante seguía con cuidado la nueva revisión y decía con insistencia: “Tiene un proyectil en los músculos lumbares ¿Cómo está el uretero? No lo he visto”. Más tarde supo que el observador era cirujano urólogo.

El anestesista le mostró la orina clara de la bolsa colectora y fue necesario que el cirujano le mostrara el trayecto indemne del uretero, para que el inesperado visitante, cuya función y autoridad no estaba clara, se quedara tranquilo.

El cirujano colocó dos canalizaciones de Penrose y cerró la cavidad por planos, al salir de la sala de operaciones comentó: “Qué molesto, no sé quiénes sean todos esos señores, pero me temo que van a seguir dando lata”.

En el vestidor ya estaba el Jefe de los Servicios Médicos Metropolitanos y el director del hospital, quienes, ante la importancia del paciente y la trascendencia de las circunstancias en las que se produjeron las lesiones, quisieron hacer acto de presencia, lo que siguieron haciendo los siguientes días: aparecieron con bata, gorro y cubrebocas en las entrevistas de periódicos o programas de televisión.

El paciente pasó a la Unidad de Cuidados Intensivos, donde normalmente la prescripción médica la realizan exclusivamente el médico tratante en coordinación con los médicos del servicio, donde existe restricción para el acceso al área, con horas predeterminadas para la visita de familiares. Sin embargo, todo lo anterior se pasó por alto, médicos y directivos del hospital, funcionarios de los Servicios Médicos de la Ciudad, médicos de otras instituciones cuya presencia nadie podía explicar o justificar, daban órdenes y contraórdenes, lo que generó un verdadero caos, con detrimento de la buena evolución del paciente.

Las condiciones hemodinámicas y respiratorias del paciente permanecieron estables, pero cursó con íleo posoperatorio prolongado, difícil de tratar por el desorden antes mencionado, cambio de soluciones y de medicamentos, retiro de la sonda nasogástrica y administración de líquidos por vía oral, suspensión de los mismos y nueva colocación de la sonda gástrica, además de que las múltiples visitas de médicos y funcionarios para hacerse presentes, prácticamente no dejaban descansar al herido, a pesar de un letrero grande y visible en la puerta que decía: "por orden médica se prohíben las visitas".

La anterior situación hizo que la autoridades gubernamentales nombrarán una Comisión para evaluar al enfermo, así como las condiciones en las que se estaba llevando a cabo su tratamiento y la posibilidad de trasladarlo al Hospital Militar. Después de revisar al enfermo y su expediente, los miembros de la Comisión quisieron reunirse con los médicos del hospital. Como es obvio, en esta reunión ya sólo estuvo el cirujano responsable, quien aclaró las dudas que surgieron en cuanto a la intervención quirúrgica, sin poder explicar ni justificar algunas indicaciones posoperatorias, las que firmadas por distintos médicos internos y externos, aparecían con más frecuencia de la estrictamente necesaria, contradiciendo o anulando a las anteriores.

— ¿Cómo ve las condiciones del enfermo?

— Sus condiciones generales son buenas, no hay problema respiratorio ni signos de infección, pero hay otros problemas.

— ¿Como cuáles?

— El enfermo tiene distensión abdominal, no tolera la vía oral, posiblemente por el mal manejo de la succión gástrica y de la dieta, está muy cansado y duerme mal.

— ¿Piensa usted que debe seguir atendiéndose en este hospital o trasladarse al Hospital Militar para continuar con su tratamiento?

— Sinceramente, creo que lo más conveniente para el enfermo es que se traslade al Hospital Militar. Lo que necesita el paciente es que se ponga orden en su manejo.

La honestidad de la respuesta, sin ningún objetivo político, fue del agrado de los integrantes de la Comisión, quienes preguntaron: "¿Cómo ve el pronóstico del paciente?"

—Se trata de un individuo maduro, fuerte, sano antes de ser herido, así que creo que su evolución puede ser satisfactoria, pero todavía falta mucho por hacer. Cuando esté totalmente recuperado de esta operación se debe efectuar el cierre de la colostomía, para restituir la continuidad del tracto digestivo, está pendiente valorar las consecuencias de la herida en muslo. El paciente se queja de dolor y trastornos de la sensibilidad, puede estar involucrado el nervio ciático.

El general fue trasladado al Hospital Militar, se instaló un plan definido de manejo, que se siguió al pie de la letra, la evolución fue hacia la mejoría. Tres meses después se reintervino para el cierre de la colostomía, los especialistas efectuaron el estudio de los trastornos motores y de sensibilidad del miembro inferior derecho, llevaron a cabo una exploración y liberación del nervio ciático, aunque el paciente quedó con ciertas secuelas.

Tanto los directivos del Hospital como los funcionarios de los Servicios Médicos de la ciudad, llamaron la atención del cirujano, por su opinión que determinó el traslado del ilustre paciente, a lo que este respondió: "Aquí en el hospital su manejo era un verdadero desorden, por lo que el paciente estaba evolucionado mal, lo primero es el enfermo, así que lo mejor para él fue trasladarlo".

La atención de este paciente dio lugar a una reunión a la que asistieron directivos, médicos adscritos, residentes, enfermeras, técnicos y personal administrativo, se habló de la falta de recursos, que obligaba a los médicos a improvisar, de la falta de un reglamento que regule las actividades de todos los integrantes del hospital, así como la participación de personas externas. Pero no todo fue negativo, también se dijo que lo más valioso de estos hospitales de urgencia es su personal, la disposición para atender a los enfermos, al abordar situaciones imprevistas en los accidentes masivos o catástrofes naturales.

Se nombró una Comisión encargada de redactar el Reglamento, así como un manual sencillo para la atención inicial de los enfermos traumatizados, que sirviera de guía en la jerarquización de los heridos, en su atención de acuerdo con la *lex artis,* de la necesidad de implantar un programa de enseñanza para médicos y enfermeras bien sistematizado, buscar su aval universitario para que la preparación de los residentes del hospital y la enseñanza fuera reconocida por otras instituciones.

La adecuada preparación de los médicos y los cirujanos depende de la adquisición de conocimientos para llegar a un diagnóstico oportuno y adecuado, utilizando todos los recursos con los que se cuenta en la actualidad, pero en una forma racional, sin omitir lo indispensable ni excederse con lo superfluo; de la adquisición de destrezas para la realización de procedimientos diagnósticos invasivos y el tratamiento quirúrgico, cuando está indicado, saber qué hacer, cómo hacerlo, cuando hacerlo y, lo más importante, cuándo no hacerlo, tomar decisiones y actuar no sólo en el curso de la operación, sino también en el manejo posoperatorio; tener una actitud firme, pero amable, para ayudar y apoyar tanto al enfermo, como a sus familiares, lo que cobra más importancia en situaciones inesperadas de emergencia.

Por el vertiginoso avance de la ciencia y la tecnología es imposible que los médicos residentes terminen su preparación sabiéndolo todo, ni siquiera de la especialidad en la que se han entrenado. Lo importante es que tengan una actitud de humildad, para reconocer sus limitaciones, aprender a decir "no sé" y "saber lo que ignoran", saber a quién solicitar ayuda, a dónde o a quien remitir un enfermo, estudiar, preguntar, investigar para solucionar los problemas.

La enseñanza de la medicina y la cirugía se lleva a cabo en forma simultánea con las actividades asistenciales, "se aprende haciendo", pero bajo la supervisión y con la ayuda del superior o el maestro. Por otra parte, puede realizarse en hospitales públicos o privados, especializados o generales, con todos los recursos o carencia de ellos, de lujo o modestos, en cualquier parte del país, grandes ciudades o poblaciones pequeñas, lo importante es la actitud y motivación para aprender y para enseñar. No soslayar la visión que tiene el enfermo de su propia enfermedad, tomar en cuenta su opinión, su sufrimiento, sus deseos y expectativas, respetar su dignidad como ser humano, y sólo así podemos llamarnos médicos.

BIBLIOGRAFÍA

Libros:

Asociación Mexicana de Cirugía General, Colegio de Posgraduados en Cirugía General: *Tratado de Cirugía General*, El Manual Moderno: México, 2003.

Bandera J, Cañedo S, *et al.*: *Progresos en gastroenterología*, México: Masson Domya, 2001.

Consejo Mexicano de Cirugía General: *Autoevaluación y repaso*, México: El Manual Moderno, 1998.**Grendell HS:** *Diagnóstico y tratamiento en Gastroenterología*, México: El Manual Moderno, 1993.

Gutiérrez-Samperio C, Arrubarrena AV, Campos CF: *Fisiopatología quirúrgica del aparato digestiv,*. 3ª. México: El Manual Moderno, 2006.

Hardy DS: *Hardy's textbook of surgery,* 4ª. Philadelphia: J.B. Lippincott Co, 2001.

Kersenovich D. Robles-Diaz G, Vargas VF: *Esquemas de manejo en gastroenterología*, México: Masson Domya, 1999.

Jinich H: *El médico ante el paciente. Casos clínicos de medicina general*. México: Intersistemas, 2002.

Schuartz SI: *Principios de cirugía*, 7ª. México: Interamericana Mc Graw Hill , 2000.

Valdovinos MA, Milke P, Uscanga L: *Gastroenterología, hepatología y nutrición basadas en evidencias*. México: Masson Domya, 2002.

Villalobos PJJ, Valdovinos MA, Olvera MA: *Principios de gastroenterología*, México: Méndez Editores, 2000.

Way WL: *Diagnóstico y tratamiento quirúrgicos*. 8ª. México: El Manual Moderno, 2001.

Revistas:

Asociación Mexicana de Cirugía Endoscópica. Cirugía Endoscópica.
Academia Mexicana de Cirugía. Cirugía y cirujanos.
Academia Nacional de Medicina. Gaceta Médica de México.
Journal of the American Collegue of Surgeons.
Asociación Mexicana de Cirugía General. Cirujano General.
Asociación Mexicana de Gastroenterología. Revista Mexicana de Gastroenterología.
Instituto Nacional de Ciencias y Nutrición Salvador Zubirán. Revista de Investigación Clínica.

ABREVIATURAS

AST: aspartato aminotransferasa.
ALT: alanino aminotransferasa.
CPRE: colangioprancreatografia retrógrada endoscópica.
BH: biometría hemática.
ECG: electrocardiograma.
EEG: electroencefalograma.
EGO: examen general de orina.
Hb: hemoglobina.
PFH: pruebas funcionales hepáticas
PO: posoperatorio.
QS: química sanguínea.
SEGD: serie esófago gastroduodenal.
RMN: resonancia magnética nuclear.
TAC: tomografía axial computarizada.
TGO: transaminasa glutámica oxalacética.
TGP: transaminasa glutámica pirúvica.
US: ultrasonido.

Esta obra ha sido publicada por
Editorial El Manual Moderno, S.A. de C.V.,
y se han terminado los trabajos de esta
primera edición el 27 de octubre del 2006
en los talleres de
Programas Educativos, S.A. de C.V.,
Calz. Chabacano num. 65, Local A,
Col. Asturias, 06850
Empresa certificada por el
Instituto Mexicano de Normalización y Certificación, A. C.,
bajo la Norma ISO-9002:1994/NMX-CC-04:1995,
con el número de registro RSC-048,
y bajo la Norma ISO-14001:1996/SAA-1998,
con el número de registro RSAA-003.
México, D.F.

1a. edición, 2007